大学生活、大丈夫？

家族が読む、大学生のメンタルヘルス講座

九州大学キャンパスライフ・
健康支援センター
梶谷康介
Kajitani Kosuke

KUP
医学ライブラリ
2
Kyushu University Press
Medical Library

はじめに

本書を手にしていただきまして、誠にありがとうございます。本書はタイトルからもわかるように、**大学生の「家族のため」に書かれたメンタルヘルス本**です。したがって、この本を手にした方の多くは、お子さんが大学生、あるいはこれから大学に入学されるご家族だと思います。察するに、お子さんが「大学」という新たな環境で恙《つつが》なく過ごせるように……そういった願いを抱いて、この本に目を通されているのではないでしょうか。

筆者は日々、大学でメンタルヘルスに問題を抱える大学生の悩みを聞き、治療をおこなっている精神科医です。今の仕事をする前は、学外にある精神科病院やメンタルクリニックで、さまざまな患者さんを治療してきました。「さまざま」と言いましても、若い人が診察に来ることは比較的まれで、来院する患者さんは働き盛りの30代から50代が中心でした。このため、今の職場で大学生を診始めたころは、それまで診てきた中高年の患者さんといろいろな点で異なることに驚かされました。

若い人たちを数多く診察してまず感じたのは、精神科クリニックや病院に訪れる中高年の患者さんと比べ、精神症状そのものが重症であることは少なく、仮に重症であっても適切な治療で改善しやすい、ということです。筆者のもとに来る学生のほとんどが、精神科受診が初めてであり、最初は精神科での治療に躊躇します。しかし、いざ治療が始まると治療への反応性は良好で、いつの間にか回復し、そのまま診察にも来なくなります。おそらく若い人たちは、身体疾患と同様にストレスに対する抵抗性（レジリエンス）が十分あるため、少量の薬物療法や生活指導でメンタルヘルスが改善しやすいのでしょう。若者の回復力を目の当たりにすると、若さとは本当に素晴らしいものだと感心します。

しかし、中には治療しても症状がなかなか改善しない学生がいることも事実です。そして筆者は、この治りにくい学生に共通する、ある特徴に気づきました。治りにくい学生は、基本的にシャイで「腹を割って話す」ということが苦手な印象があります。言いかえると**「受け身で、周囲に自分の気持ちを伝えることが下手」な学生が多い**気がします。このような傾向は、本人の元々の性格、精神的成熟度、対人関係における経験などが関与していますが、いずれも一朝一夕で解決するものではありません。それでは、このような特徴をもつ大学生が、キャンパスライフを健全に生きていくためにはどうすれば良いのでしょうか？　それは、とてもシンプルで、誰か﹅に﹅相談すること﹅﹅﹅﹅﹅です。「それができれば苦労しない！」と思う方もいらっしゃると思いますが、メンタルヘルスケアの入り口は、兎にも角にも「相談」なのです。大学キャンパス内で相談する相手は、我々精神科医やカウンセラーのような学内の相談員のほか、研究室の先生、サークルの友人や先輩などが挙げられます。しかし、大学生のメンタルヘルスを維持・向上するためには、精神科医やカウンセラー以上に大切な存在があります。それは、本書を手にとっていらっしゃる「あなた」、すなわち大学生の**「ご家族」**なのです。

筆者が、家族向けのメンタルヘルス本を執筆した理由は、「精神科治療の成否は、家族が治療に対して協力的か否かで大きく変わる」ためです。読者のみなさんも、「妻の献身がうつ病のサラリーマンを回復に導いた……」とか、「認知症の妻の介護を通して、夫ですら忘れていた思い出話を妻が語り始めた……」、なんてエピソードを耳にしたことがあると思います。このような例と同様に、メンタルヘルスに問題を抱えた大学生の回復には、「家族（特に両親）」という存在がとても重要な意味をもちます。しかし、メンタルヘルスのことで相談に来る学生の中には、困惑した表情で「親から、気にし過ぎと言われた……」とか、「親が精神科の薬は飲むなと言ったので……」などと述べ、治療を躊躇するケースがしばしばあります。ひどい場合には、「親には相談したくない」とか、「親に相談しても無駄」と言って、ご家族に連絡することを断固として拒否する学生もいます。これは「親に理解されない」という固定観念が原因であり、この考えが治療を受けようとする大学生を苦しめます。また逆に、ご家族からお子さんのことで相談を受けた際、「精神疾患とどう向き合っていいのかわからない」とか、「精神科治療で苦い経験があるの

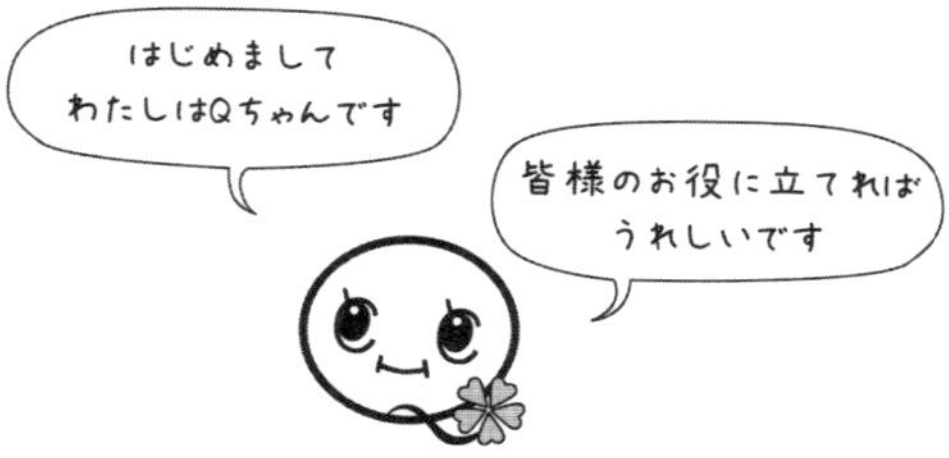
はじめまして
わたしはQちゃんです
皆様のお役に立てれば
うれしいです

で……」と、ご家族自身も精神疾患への対応に不安を抱いていることがあります。このような状況はいずれも、メンタルヘルスに対する情報を十分に、そして適切に活用する力、すなわち「メンタルヘルスリテラシー」が備わっていないため、と筆者は考えています。そこで、ご家族にも「メンタルヘルスリテラシー」を身につけていただき、お子さんに何かあったときに役立てて欲しい……そんな思いで本書を書き上げました。

本書は、なるべく科学的・客観的な事実である、エビデンス（証拠）に基づくメンタルヘルスの知識を提供したいと思い、２００編の文献・著書を参考にしています。しかし、紙面の都合上、本書の巻末には特に重要な文献・資料のみしか紹介できません。興味のある方は、巻末のＱＲコードから全ての参考文献を確認できるようになっておりますので、ご参照ください。エビデンスは基本的にデータ、すなわち**「数字」**によって表されますので、本書のいたるところに数字がでてきます。また精神疾患はその時代の社会環境に影響されやすいため、数字の多くはなるべく最新のデータに基づくものにしています。

またわかりやすくするために、重要な箇所は**ゴシック体**で強調し、表や図、イラストを適宜提示しています。ちなみにイラストに使用している「ゆるキャラ」は、筆者が所属する九州大学キャンパスライフ・健康支援センターのマスコットキャラクターである「Qちゃん」です。本書を通して、読者のみなさんが精神疾患への理解を深め、ひいては大学生であるお子さんが健やかなキャンパスライフを送る一助となれば幸いです。

令和元年12月10日
梶谷康介

目次

第3章　大学生がかかる精神疾患……77

第４章　もしお子さんが精神疾患になったら――相談窓口・機関の紹介――……169

第５章　メンタルヘルスの予防と維持……187

第1章

数字で見る
イマドキの大学生

いきなり質問ですが、みなさんは大学生であるお子さんのことをどのくらい理解されていますか？　漠然とした質問なので、もう少し具体的に質問してみましょう。まずは比較のために、高校時代について質問します。読者のみなさんも、お子さんが高校生だったころに戻ったつもりで、答えてみてください。

高校生のお子さんについての質問です

Q1．お子さんは何年何組ですか？

Q2．担任の先生の名前はご存知ですか？

Q3．お子さんがやっている部活をお答えください。

Q4．お子さんのお友達の名前をできるだけ挙げてください。

Q5．お子さんはアルバイトをやっていますか？　やっているのであればどのようなアルバイトですか？

Q6．お子さんの夢（将来の目標）はなんですか？（将来どの大学に進学したいか、どんな職業に就きたいか）

Q7．お子さんの悩みはご存知ですか？

おそらくお子さんが高校生だった当時は、上記の７つの質問にだいたい答えられたのではないでしょうか？　Ｑ７の「お子さんの悩み」については、「子どものころから何を考えてるんだか、さっぱり……」と困惑される方もいらっしゃるかもしれませんが、同居していれば、多少なりとも話す機会がありますから、勉強のこと、友達関係のことなど、なんとなく察することは可能だったと思います。では、同じ質問を大学生にあてはめてみます。

大学生であるお子さんについての質問です

Ｑ１．お子さんの所属研究室はどこでしょうか？

Ｑ２．お子さんの指導教員の名前はご存知ですか？

Ｑ３．お子さんがやっている部活（サークル）をお答えください。

Ｑ４．お子さんのお友達の名前をできるだけ挙げてください。

Ｑ５．お子さんはアルバイトをやっていますか？　やっているのであればどのようなアルバイトですか？

Ｑ６．お子さんの夢（将来の目標）はなんでしょうか？（将来、どんな職業に就きたいか）

Ｑ７．お子さんの悩みはご存知ですか？

みなさん、7つの質問のうちどのくらい答えることができましたか？　大学1年生ぐらいまでは、すべての質問に答えられる方もいらっしゃるかもしれませんが、学年が上がるにつれて答えにくくなっているのではないでしょうか。その理由は、お子さんが自立し、親に相談しなくても自分で問題解決するようになった、あるいは会話する機会が減った（または無くなった）、ということが考えられます。しかし、**大学生になったとは言え、やはりお子さんがどのような環境で、何を考え、何を悩んでいるのか気になりませんか？**　一番簡単なのは、直接お子さんに聞くことなのですが、あらたまって聞くのは少し抵抗があるかもしれません。そこでこの章では、そんなご家族のために**現代の一般的な大学生（イマドキの大学生）の生態**について、統計データを用いて解説したいと思います。

1　イマドキの大学生の一日

この本を読んでいらっしゃるご家族の中で、お子さんの一日のスケジュールを把握している方はどのくらいおられるでしょうか。お子さんが自宅から大学に通学している場合はなんとなくわかるかもしれませんが、親元を離れて生活している大学生の場合、家族にとって大学生活とは未知なるものではないでしょうか？

まず、一般的な大学生が何時に起床しているかデータを示しましょう。平均的な日本人の生活状況に関しては、総務省統計局が数年に一度、データを公表していますが、平成28年の社会生活基本調査によると、小中高校生を除く学生、つまり短大・高専・大学・大学院生の**平均起床時間は午前7時50分**だそうです。[1] 同調査によると、日本人全体の平均起床時間は午前６時32分なので、イマドキの大学生の朝は、少しゆっくりしているようです。起床後は朝食をとるのが普通だと思いますが、イマドキの大学生はどうなのでしょうか？　大学生の食生活に関しては、平成26年に農林水産省関東農政局が公表したデータを参考にすると、「食べない」と答えた大学生は12・７％だそうです。残りの87・３％はなんらかの形で（手作り60・１％、コンビニなど利用17・８％、シリアル食品５・０％など）朝ごはんを食べているようです。[2] ちなみに、厚生労働省から平成27年度に報告された国民健康・栄養調査結果によると、20代における欠食率は男性で30・６％、女性で23・６％だそうです。これらのデータを単純に比較はできませんが、同年代の若者と比べると**イマドキの大学生は朝食をしっかりとっている**ようです。

朝食をしっかりとった後は、通学です。日本学生支援機構が公表している、平成28年度の学生生活調査結果によると、大学生（昼間部）の通学時間は、自宅生で31～60分がもっとも多く（30・４％）、次いで61～90分（29・５％）、91～120分（19・６％）という結果になっています。[3]

一方、アパート等に住む学生は10分以内が最多で（46・３％）、次いで11～20分（32・９％）、

21～30分（11・2％）という結果でした。自宅生は通学圏内であれば、少々大学から離れていても頑張って通学し、下宿生は大学の近くに住む……という、ある意味理にかなった結果を反映しています。ここでは両者の間をとって、イマドキの大学生の**通学時間は片道30分ぐらい**、と考えましょう。

そしていよいよ大学生の本分である勉強です。以前は、大学での講義（授業）開始時間と終了時間は、なかなか把握できなかったのですが、今や各大学の時間割はインターネットで公開されています。「知らなかった」という方は、是非インターネットでお子さんが通っている大学の時間割を調べてみてください。ちなみに大学によって呼称は異なりますが、大学での授業・講義計画を「シラバス」といいます。インターネットで「シラバス、○×大学」と検索すれば、お子さんの大学の時間割を調べることが可能です。おおむね、どの大学も朝8時半～9時ごろから1限目が始まり、**1コマ（1限）あたり90分の講義で、1日4～5コマの講義を受ける形式となっています。**したがって、4限までだったら夕方の4時半から5時の間、5限だったら夕方6時すぎから6時半ごろには講義は終わります。しかし、1限から5限までびっしり講義を受けているわけではありません。この時間割は、学生個々人の裁量で、組み合わせを変更することが可能であり、学生によっては「朝が苦手だから」と1限目は講義をとらない人もいます。

講義が終わると、サークル・部活やアルバイトに行く学生もいます。ベネッセ教育総合研究所の調査によると、２０１６年度に**サークルや部活動をしている大学生は全体の約56％**だったそうです（インターネット調査による４９４８名のデータ）[4]。１週間のうちサークルや部活に費やす時間は、もっとも多いのが３～５時間（14・６％）、次いで１～２時間（13・７％）、１時間未満（９・９％）の順になっています。このデータから、イマドキの大学生は、サークル・部活を毎日やっているわけでなく、週に１～２回程度、しかも比較的短時間、サークル・部活に参加していると考えられます（バリバリの体育会系は別でしょうが）。中学・高校時代の部活動に比べたらユルいかもしれませんね。

サークル・部活動以外の放課後活動としては、アルバイトが挙げられます。先ほどと同様に、ベネッセ教育総合研究所の調査を参考にすると、**約75％の学生がアルバイトをしているそうです**。１週間のうちアルバイトに費やす時間は、もっとも多いのが16時間以上（18・４％）、次いで６～10時間（18・０％）、11～15時間（14・５％）の順になっています。またいろいろなバイト情報誌を参考にすると、大学生は週に３～４回程度アルバイトを入れているそうです。これらのデータを考えあわせるとイマドキの大学生は、１日２～４時間のバイトを週３～４回しているの感じでしょうか。実際にどのくらいアルバイトで稼いでいるかは、後述の「イマドキの大学生のお財布」で示したいと思います。

大学生の余暇の過ごし方はどのようになっているでしょうか。余暇の過ごし方についても、べネッセ教育総合研究所の調査を参考にしてみましょう。同調査によると、1週間に友達と遊ぶ時間は3~5時間が多く（24・7%）、次いで1~2時間（21・1%）、まったく友達と遊ばない（12・7%）の順になっています。これらのデータから、大学生が**友達と一緒に遊ぶのは1週間に1日程度**と考えられ、さらに**1割強の学生は友達づきあいがまったくない**、ということがわかります。趣味・娯楽に関しては、1週間に視聴するテレビ・DVDの時間は3~5時間が最多で（20・9%）、次いで1~2時間でした（20・1%）。また今や若者文化を象徴するインターネットやSNSについてですが、1週間に利用する時間は3~5時間が最多で（21・4%）、次いでほぼ同じ割合の大学生が16時間以上と答えています（20・6%）。このデータから見ると、**イマドキの大学生の暇つぶしは、テレビやDVDではなく、インターネットやSNS（ソーシャル・ネットワーキング・サービス）が中心**であることは明らかです。

　また家に帰れば、食事、身のまわりの用事（掃除、洗濯、入浴、着替えなど）をおこないます。しかし、残念ながらこれらのデータに関して大学生を対象とした大規模調査はありません。そこで、代わりにNHKが数年おきにおこなっている、日本人の生活時間2015を参考にします。[5] このデータによると、日本人の平日における食事時間の平均は1時間36分だそうです。食事時間については、性別年齢別のデータがないため、ここではこの数字を大学生の生活にもあてはめましょう。一方、20代における身の回りに費やす時間は、1時間12分（男性1時間4分、女性

1時間29分）だそうです。20代の女性であれば、やはりお化粧の時間の分、男性よりも身の回りに費やす時間が増えるのも当然ですね。

ここまで読んで、「そういえば、大学生って宿題や課題が大変では……」と思う方もいらっしゃると思います。しかし、イマドキの大学生はやや不勉強のようです。先ほど参考にしたベネッセ教育総合研究所の調査によると、一週間に授業の予習復習や課題をやる時間は1～2時間がもっとも多く（25・2％）、次いで1時間未満（24・3％）、まったく勉強しない（19・4％）の順になっています。試験期間中などは学習時間がもっと増えると思いますが、普段の大学生活においてはほとんど勉強をやっていないということが明らかです。少し古いデータではありますが、東京大学の大学経営政策研究センターが２００７年に1週間の勉強時間について国際比較をおこなったところ、日本の大学生の57・1％が1～5時間であるのに対し、アメリカの大学生は58・4％の学生が11時間以上だったそうです。[6] 日本では以前から、「大学のレジャーランド化」が問題視されていますが、アメリカの大学生と比べるとちょっと恥ずかしくなってきます。しかし、そういう筆者も大学時代は試験期間以外はほとんど勉強せず、「大学は人生の夏休み」という言葉を是としてきたので、今の大学生を批判することはできません……。少し甘いのですが、ここでは、**イマドキの大学生は週に2～3時間程度勉強している**と仮定し（試験期間中の勉強時間も加味して……）、1日30分程度自宅学習をしていることにしましょう。

図1　イマドキの大学生の一日

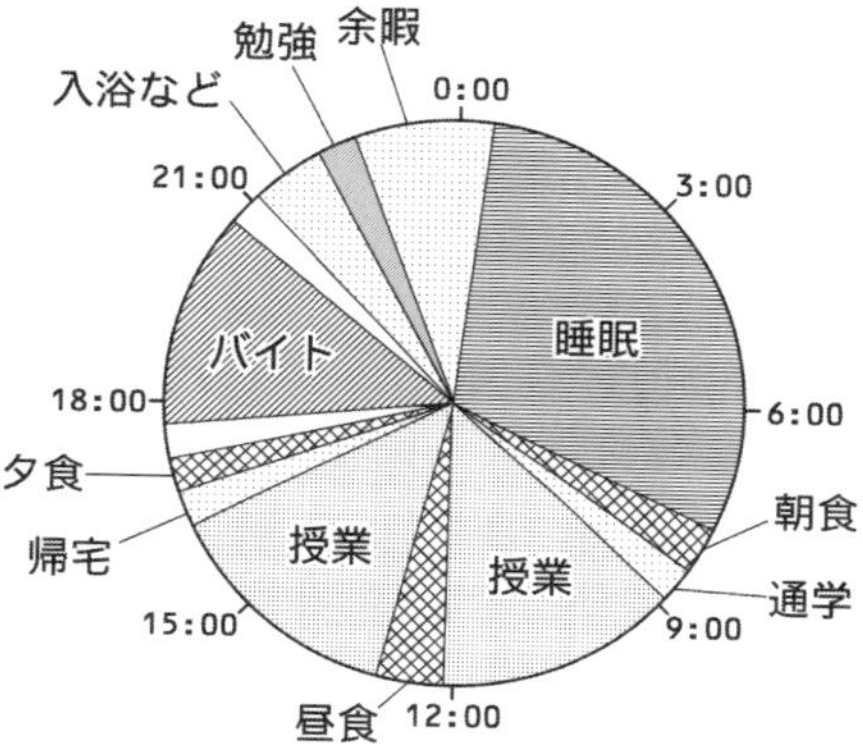

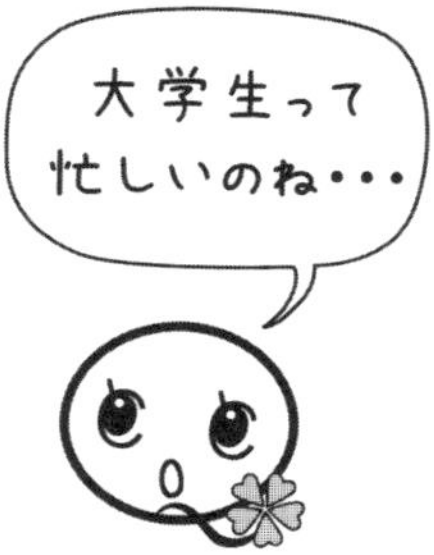

一日の活動が終われば就寝です。就寝時間に関しては、平成28年度の社会生活基本調査を再び参考にしたいと思います。この調査によると、短大・高専・大学・大学院生の**平均就寝時間は午前0時29分**、つまり日付をまたいで就寝しているそうです。ちなみに同調査では、スマホを使用する、しないで就寝時間の平均を調べています。スマホを使用した場合、就寝時間の平均は午前0時34分、使用していない場合は午後11時41分だそうです。

これらのデータをもとに、**イマドキの大学生の一日を図1**に示します。あくまで統計に基づき、一日の活動を無理やりあてはめたので、少々窮屈なスケジュールになっています。したがってこの図は、「少し忙し目の平日のスケジュール」と考えていただくと良いかもしれません。いかがでしょうか？少しは、お子さんがどのような大学生生活を送っているのか、想像がついたでしょうか。

2　イマドキの大学生のお財布

次にイマドキの大学生のお財布事情（生活費）について調べてみたいと思います。大学生の生活状況の調査に関しては、日本学生支援機構が２年毎に大規模な調査をおこなっています。この中で学生生活費の調査がありますが、平成28年度に関しては**年間１８８４２００円**となっています[3]。この学生生活費は、学費（授業料、学校寄付金、修学費、課外活動費、通学費）と生活費（食費、住居・光熱費、保健衛生費、娯楽・嗜好費、そのほかの日常費）の合計です。ところで、この学生生活費ですが、以前に比べて増えていると思いますか？　それとも減っていると思いますか？　実はこの20年を振り返ると、学生生活費は平成12年をピークに漸減し、平成28年度は平成12年と比べて10万円以上減っています。国立大学の学費は平成12年度には４７８８００円で、平成31年度では５３５８００円となり、ここ19年間で５万円強ほど高くなっています（約12％の増加）。一方私立大学に関しても、平成12年が７８９６５９円、平成28年度の平均が８７７７３５円と、ここ16年間で９万円弱ほど高くなっています（約11％の増加）。ここ20年の物価は２０１５年を基準とした場合、マイナス３・78％からプラス１・56％の範囲内で増減していることを加味しても、学生の生活費は徐々に目減りしていることがわかりますね。**つまりイマドキの大学生は、20年前に比べると経済的に少々窮屈な生活をしていると言えます。**

では、イマドキの大学生の収入源はどのようになっているでしょうか？　ここでも学生生活調査結果を参考にしてみましょう。[3] 平成28年度の収入額の平均は１９６５９００円（１６３８２５円／月）で、その内訳は家庭からの仕送りが60・１％、奨学金が19・６％、アルバイトが18・１％だそうです。具体的な額についてですが、学部生に関しては**仕送り額が年間１１８０７００円（９８３９３円／月）、奨学金が年間３８５３００円（３２１０８円／月）、アルバイト３５６１００円（２９６７５円／月）**となります。このデータで見ると仕送り額が大きいと感じるかもしれませんが、これは学費（授業料）を含めたデータなので、若干高くなっています。ところで大学生がアルバイトをする理由は何だと思いますか？　当然「生活費のため」とお考えになるかもしれませんが、必ずしもそうではないようです。九州大学が４年ごとにおこなっている「学生生活実態調査」を見てみると、アルバイトをしている理由として、学部生では「自由に使える小遣い確保のため」が61・０％、「経済的に困難なため」が19・３％でした（平成27年度学生生活実態調査報告書、九州大学、２０１６）。大学生がアルバイトをするのは、「ちょっと生活に余裕を持たせるため」というのが主な理由のようですね。ちなみに先ほどの収入から学生生活費を差し引くと、年間８１７００円になります。つまり単純計算するとイマドキの大学生は、年間８万円ぐらいは貯金できるようです。しかし、ちょっとした旅行など臨時の出費があると、すぐに使い果たしそうな金額ですね。この数字を見ると、大学生であるお子さんが帰省したときは、多少色をつけてお小遣いをあげると大変喜んで、将来親孝行してくれるかもしれませんよ。

3　イマドキの大学生の勉強

では、大学生の本分たる勉強に対する姿勢はどのようになっているでしょうか？「イマドキの大学生の一日」では、イマドキの大学生があまり勉強していないことを示しましたが、ここでは「勉強に対する態度と意識」をメインに紹介したいと思います。大学生の勉強への態度に関しては、平成28年に文部科学省国立教育政策研究所がおこなった「大学生の学習実態に関する調査」を参考にしたいと思います(7)。まずは大学1年生が何科目ぐらい履修科目をとっているかを見てみましょう。**今学期で10～14科目と答えた学生が52・0％、次いで15～19科目と答えた学生が24・2％、20～24科目と答えた学生が6・5％**という結果でした。多くの大学では、前期・後期の2学期制なので、年間に受ける科目数は上記の数字に2をかけたものです。高校生までは、英国数社理を中心にせいぜい10科目程度と思いますが、それと比べると随分多く感じませんか？しかし、最終学年の4年生になると1～4科目と答えた学生が64・4％で、次いで5～9科目が

15・3％、なし（0科目）と答えた学生が9・1％という内訳になっています。ご存知かもしれませんが、最終学年は卒論用の研究中心の勉強にシフトするため、授業形式の科目はほとんどなくなります。

次に「グループワークやディスカッションに積極的に参加しているか否か」についての意識調査結果を示します。この調査によると、大学生の57・9％が「よくあてはまる」「ある程度あてはまる」と答え、「あまりあてはまらない」と答えた学生は32・9％、「まったくあてはまらない」と答えた学生は8・6％でした。日本人はディスカッションが苦手といわれていますが、**イマドキの学生の6割弱はディスカッションに対して積極的な態度**を示しているようです。これも今の時代がディスカッションを含めたコミュニケーション能力を求めている結果なのかもしれません。

次に「先生に質問したり、勉強の仕方を相談している」という質問についてですが、大学生の30・9％が「よくあてはまる」「ある程度あてはまる」と答え、「あまりあてはまらない」と答えた学生は45・8％、「まったくあてはまらない」と答えた学生は22・8％でした。この結果から、**イマドキの大学生は勉強で困っていてもあまり相談せず、自分でなんとかしようとしている**ようですね。しかし、大学の勉強は難度が高いので、本当に困ったときには遠慮せず相談してほしいものです。

次に授業への取り組みに関する意識調査を見てみましょう。「なるべく良い成績をとるようにしている」という質問に関しては、「よくあてはまる」「ある程度あてはまる」と答えた学生が全体の78・９％、「あまりあてはまらない」と答えた学生は17・１％、「まったくあてはまらない」と答えた学生は３・５％でした。この結果は、**イマドキの大学生に勉学への向上心があることを示す**データと考えられます。前述のように「大学のレジャーランド化」が危惧されていますが、意外にも大学生の勉学への意識は高いようです。

一方、「必要な予習や復習をして授業にのぞんでいる」という質問がありますが、「よくあてはまる」「ある程度あてはまる」と答えた学生が47・４％、「あまりあてはまらない」と答えた学生が41・４％、「まったくあてはまらない」と答えた学生が10・６％という結果でした。しかし、これは先ほど示した「なるべく良い成績をとるようにしている（78・９％）」の回答とは少し開きがありますね？　また、「イマドキの大学生の一日」では、イマドキの大学生が自宅ではあまり勉強をしていないことがわかりましたが（せいぜい１日30分？）、この意識調査では「予習復習をしている」と答えた学生が半分近くいます。したがって、イマドキの大学生は「**学習時間は短いけど、効率良く予習復習をやっている**」と解釈できるかもしれません。

以上、学生の学習態度を数字から見てみましたが、まとめると、「**コミュニケーション能力を要するディスカッションも苦にならない**」、「**学習面で困っても、自分でなんとかしようとする**」、

「勉学への向上心はある」、「短時間で効率良く学習している」、というイマドキの大学生像が浮かんできます。

4　イマドキの大学生の価値観

ところでイマドキの大学生は自分自身や社会、そして将来についてどのように考えているのでしょうか？　イマドキの大学生を理解する上で、彼ら彼女らが何をどのように感じているのか、すなわち「価値観」を知ることは、とても大切だと思います。そこで、本項目では以前引用した、ベネッセ教育総合研究所の調査（2016年）[4]と、内閣府によっておこなわれている「若者意識調査」[8、9]を中心に、「イマドキの大学生の価値観」を簡単に紹介したいと思います。

自己意識について：読者のみなさんは、自分自身がどのような人間であると思いますか？　自分自身に対するイメージのことを「自己意識」と呼びますが、自己意識は大きく分けて2つあり、1つは自分自身の感情、思考、モチベーションなど内面的なところを意識する「私的自己意識」、もう1つは外見や立ちふるまいなど外面的なところを意識する「公的意識」です。要は「自己意識」とは、「自分から見た自分」と「周りから見た自分」を合わせたイメージと言えます（ただし後者は、他人が自分のことを本当にどう思っているのかはわからないので、正確には「周りには、多分こう見えるだろうという自分」です）。自己意識は抑うつ傾向や不安感と関連が深いため、自己意識を評価することは心理学や精神医学において重要なポイントとなっています。そこで手始めに、イマドキの大学生の自己意識（自分自身のイメージ）についてデータを見てみましょう。平成30年度に内閣府が実施した「我が国と諸外国の若者の意識に関する調査」の中で自己認識について詳しくまとめられています。この調査によると、ポジティブなイメージに関する質問については、「自分自身に満足している」と答えた人は45・1％、「自分には長所がある」と答えたのは62・3％、「自分の親から愛されている」については79・0％、という結果でした。一方、ネガティブなイメージに関する質問では、「自分は役に立たないと強く感じる」は51・8％、「よく嘘をつく」は30・2％という結果でした。[8]「家族の関係は良好」、「正直者（よく嘘をつくの逆）」というポジティブな自己認識をもつ人が7～8割いることは良いと思いますが、気になるのは「自分自身に満足していない（自分自身に満足しているの逆）」、「人の役に立たない」と考える人が半数以上いることです。イマドキの若者のストイックな面、つまり自分への厳しさを表す数字なのかもしれませんが、もう少し自己評価を甘くしたほうが生きやすいと思います。

家庭・結婚について：時代とともに家族のあり様は変わっていきます。事実、厚生労働省の統計によると、ここ50～60年の間、1世帯を構成する人数は大きく変化しています。たとえば終戦から8年後の1953年においては、1世帯あたりの人数は6人以上の大家族がもっとも多く（全体の4割)、1人世帯や2人世帯は少数派でした(1割未満)。しかし、徐々に大家族は減少し、少人数世帯は右肩上がりに上昇していきます(いわゆる核家族化)。そして平成5年あたりから1人世帯や2人世帯の割合がもっとも多くなり(いずれも2割以上)、6人以上の世帯は1割にも満たなくなります。このような世帯の構成人数という量的変化は、家庭や結婚に対する価値観にも当然影響を及ぼすでしょう。ここでは、イマドキの若者の「家庭」、そして「結婚」に対する考えについてデータを示します。最初に「家庭」についてですが、ベネッセ教育総合研究所の調査によると、「家族など身近な人の幸せを大切に暮らしたい」と答えた方が84・5%という結果でした。一般的に、「日本の家族関係は諸外国に比べて淡白」と言われることがありますが、イマドキの若者も「家族を大切にしたい」という気持ちは十分あるようですね。また、平成30年度に報告された内閣府の子ども・若者の現状と意識に関する調査ではワークライフバランスについての質問項目がありますが、この調査によると若者の63・7%が仕事よりも家庭・プライベートを大切にしたいと答えています[9]。平成23年度におこなった同じ調査によると、仕事よりも家庭・プライベートを大切にしたいと答えた若者は52・9%であったため、ここ7年で「プライベート重視」の若者が10ポイント以上増加したことがわかります。これらの調査を見る限りでは「家庭 ∨ 仕事」という学生は増加傾向であり、かつて「仕事中毒(ワーカホリック)」と呼ばれていた日本人の特性が変化しつつあることを示唆しています。

また結婚願望についても平成30年度の調査でおこなっていますが、その結果、20代の若者の64・４%が結婚したいと答え、19・１%が結婚したくないと答えたそうです（16・６%は既に結婚）。ちなみに、平成25年度版の厚生労働白書によると、未婚者（18～34歳）の結婚意志は、１９８７年時点では男性の91・８%、女性の92・９%が結婚願望を示していたのに対し、２０１０年度ではそれぞれ86・３%と89・４%に減少しているそうです[10]。若いうちは「結婚なんてまだまだ」と思うのは、ある意味当然なのでしょうが、晩婚化や少子高齢化が社会問題となっている昨今、この結果はとても気になります。

仕事について：前述の「家庭・結婚について」でも少し触れましたが、日本人は働きすぎ、すなわちワーカホリックな民族として知られています。特にバブル経済のころは、そのモーレツな働きぶりと経済発展は他国から見ても異常であり、「エコノミックアニマル」などと揶揄《やゆ》されたものです。しかしバブル経済が破綻し、「失われた20年（一説では30年とも）」を経験した日本人の多くが、仕事に対する考え方をあらためようとしています。特に近年では、「働き方改革」の名のもとに過重労働対策を官民挙げておこない、仕事のあり方を変えようとしています。そして当然大学生を含む若者たちも、このような変革の空気を肌で感じているのではないでしょうか。そこでここでは、イマドキの大学生の仕事観について調べてみましょう。ベネッセ教育総合研究所の調査によると、大学生の80・４%が「暮らしは人並みでも、安定した仕事をしたい」と答え、その一方で36・9％の大学生が「リスクを冒しても、常に高い目標にチャレンジする仕事をしたい」と答えています。仕事をする場所に関しては、68・5％が「地元を離れてもいいが、日本国内で仕事をしたい」と答え、35・9％が「世界をフィールドに活躍したい」と答えています。また「地元で仕事や生活をしたい」と答えた学生は61・0％という結果でした。イマドキの大学生の仕事観についてまとめると、安定志向で、リスクを冒すことに消極的で、環境の変化を好まないことがよくわかります。グローバル化がすすむ今の時代、若者には世界に羽ばたいてほしいと思うかもしれませんが、イマドキの大学生はそうは思っていないようですね。

将来について：後述の「第2章 2 大学生の悩み」で詳細を説明しますが、大学生の悩みの上位に「将来の不安」が挙げられます。実際、ベネッセ教育総合研究所の調査によると、「自分の将来に不安を感じる」と答えた大学生は全体の79・0％という結果でした。この「将来」には、学業、卒業、就職などさまざまなことが含まれますが、「大学」という場所が人生の通過点である以上、大学生が将来について不安を感じることは、ある意味当然といえます。逆に、不安を感じない学生のほうが危機感がなくて、かえって心配するご家族もいるかもしれません。また平成29年度の子ども・若者の現状と意識に関する調査では、「40代の将来像（40代になったときの自分）」についてアンケートをとっていますが、このデータによると、「親を大切にしている」と答えた学生が75・8％、「幸せになっている」が73・0％、「子どもを育てている」が67・8％、

「自由にのんびり暮らしている」が48・２％、という結果でした。このデータを見ると、イマドキの若者は決して将来に悲観しておらず、明るい将来像を描いていることがわかります。一方で、同調査では「お金持ちになっている」と答えた学生が32・６％、「世界で活躍している」が19・０％、「有名になっている」が16・５％となっています。この結果は、「欲がない」ためなのか、あるいは「現実的」であるためなのか評価が難しいところではありますが、前述の「仕事について」の回答と同じ傾向を示しており、イマドキの若者は保守的な将来を予想しているようです。つまり、以上のアンケート結果を総合すると、「派手さはないが、家族中心の落ち着いた生活」というのがイマドキの大学生の将来像といえるのではないでしょうか。

社会について：次に、学生自身をとりまく社会に対する考え（社会観）について、調査結果を示します。かつての日本人は「全体主義」を地でいく民族ではありましたが、最近は欧米型の「個人主義」を是とする風潮が強いと言われています。果たしてイマドキの大学生の社会観はどのようになっているでしょうか？　内閣府がおこなっている世論調査（平成26年度）によると、20代の社会への貢献意識「社会の一員として役に立ちたい」と思う人が67・２％を占めており、ほかの世代と比較しても大きな違いはありませんでした。[11]　最近の若者は周囲に無関心……というイメージがありますが、実態とは異なっているようですね。ところで、このような若者の「社会貢献の意識」はほかの国ではどのようになっているでしょうか？　平成30年度に内閣府がおこなった、我が国と諸外国の若者の意識に関する調査によると、「自国のために役に立つと思うようなことをしたい」と答えた若者は、日本で47・8％、韓国で38・7％、アメリカで45・3％、イギリスで40・5％、ドイツで54・0％、フランスで53・2％、スウェーデンで57・1％という結果でした。この結果から「自国のため」と思う日本の若者は、ほかの国と比べても決して低い数字ではなく、ちゃんと自国のこと、そして社会のことを思っているようですね。しかし、同調査には注目すべきもう1つの結果があります。それは、「自国の将来は明るいと思いますか」という質問です。この質問に対して、「明るい」と答えた若者の割合は、日本で31・0％、韓国で41・0％、アメリカで67・6％、イギリスで56・7％、ドイツで60・7％、フランスで50・6％、スウェーデンで62・0％という結果になりました。これらの結果から、イマドキの大学生を含む若者は「社会に貢献したい」と思う一方、「日本の将来は暗い」と一種の諦観（あきらめ）が根底にはある……といった少々不憫な状況にいることがわかります。我々大人がもう少し頑張って、若者たちに希望を与えたいと思わせる結果ではありませんか？

幸福感と充実感について：普段はあまり意識しませんが、人間はいろいろな局面で行き詰まり、自分の人生に否定的な感情を抱くと、「幸せとは」という哲学的な問いをすることがしばしばあります。ちなみに古代ギリシャの哲学者アリストテレスは、「幸福とは人生における最高の善である」と考えたそうです。つまり幸せを追求することは善いことなのです。ここでは、人生の価値観の総和ともいえる幸福について、そしてその幸福感につながる充実感について、イマドキの大学生がどのように考え、感じているのか調べてみましょう。ベネッセ教育総合研究所の調査によると、「ここ数年やってきたことを全体的に見て、幸せだ」と答えた大学生が全体の72・０%、「過去と比較して現在の生活は幸せだ」と答えた大学生が71・９%、「人生が面白い」と回答した学生が69・８%、「これまでの学生生活は成功している」と答えた大学生が61・９%でした。[4] これらの結果から、イマドキの大学生の多くが現状に満足し、幸せに感じていることがわかりますね。次に、イマドキの若者がどのようなことで充実感を感じているか調べてみましょう。内閣府が平成30年度に実施した我が国と諸外国の若者の意識に関する調査で、「あなたはどんなときに充実していると感じますか」という質問をおこなっています。この問いに対して、「社会のために役立つことをしているとき」と答えた若者が41・１%、「勉強に打ち込んでいるとき」が54・１%、「運動やスポーツに打ち込んでいるとき」が49・６%、「趣味に打ち込んでいるとき」が81・７%、「家族といるとき」が66・０%、「友達や仲間といるとき」が74・４%、「恋人といるとき」が82・３%、「他人にわずらわされず、一人でいるとき」が71・０%という結果でした。[8] 活動に対する充実感という観点からすると、社会貢献や勉強よりは趣味で楽しんでいるときのほうが充実感がわく、というのはなんとなく理解できますね。一方で、人間関係に対する充実感については、家族、友達、恋人など人との絆を感じているときに充実感を感じる一方、一人でも充

図2　イマドキの大学生の価値観

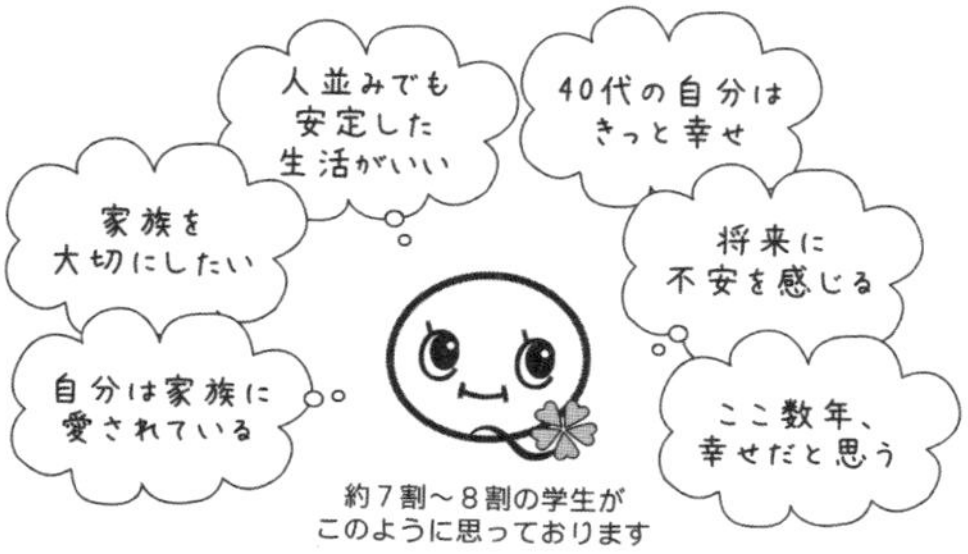
人並みでも
安定した
生活がいい
40代の自分は
きっと幸せ
家族を
大切にしたい
将来に
不安を感じる
自分は家族に
愛されている
ここ数年、
幸せだと思う
約7割～8割の学生が
このように思っております

実感を感じられる、という一見矛盾した結果となりました。充実感の感じ方も、時と場合によって異なるのかもしれません。

以上、イマドキの大学生（若者）が考えていること、感じていることについてながめてみました。いろいろデータを示しましたが、イマドキの大学生の価値観は**図2**のようにまとめられるのかもしれません。どうでしょうか？　読者のお子さんたちの考えはこんな感じなのでしょうかね？

この章では大学生の一日のスケジュール、お財布事情、勉強、価値観をおおまかにまとめ、イマドキの大学生の生態をながめてみました。高校生まではお子さんたちの生活ぶりを把握していたと思いますが、大学生になるとなかなかわからないため、ご家族にとってイマドキの大学生の実態は新鮮だったのではないでしょうか。しかしここで紹介するデータは、あくまでイマドキの大学生・若者の大部分がそうであるだけであって、詳しく、そして正確にお子さんのことを知りたいのであれば、やはり直接聞いてみるのが良いと思います。**この章で示したデータをお子さんと一緒にながめて、「本ではこんなことが書いてあるけど、あなたはどうなの？」とお子さんと会話するきっかけになればと願っています。**

〈コラム 1〉 ため息

筆者もしばしばやりますが、人は気分が沈むと「ため息」を漏らすことがあります。「ため息をつくと幸せが逃げる」なんていうジンクスもありますが、ため息は自律神経の乱れをあらわします。人は不安や緊張が続くと、呼吸が浅く・速くなり、その結果、肺胞（肺の中に無数にある小さな袋）がしぼみ、呼吸機能が低下します。この呼吸機能の低下をリセットするために、「ため息」という生理現象が起こります。ちなみに「ため息」とは「前 3 回の呼吸量の平均値より 500mL 以上多く、続いて生じる呼吸よりも 400mL 以上多い呼吸」と生理学において定義されています。つまり、**ペットボトル 1 本分、いつもより余計に息を吐き出すと、「ため息」になる**そうです。ため息は心の状態と深く関わることが科学的にも証明されています。たとえばうつ状態や不安状態になると、ため息の回数が増加することが報告されています。「最近ため息が目立つな」と思ったら、心のヘルプサインと思っても良いでしょう。

第2章

なぜ大学生の心が病むのか？

1　若者のメンタルヘルスの現状

そもそも「大学生ってメンタルヘルスに問題があるの？」という素朴な疑問がおありだと思います。親の立場からすると、「大学は最後のモラトリアム」「大学生は自由」「大学生は責任がなくて気楽」「私も学生時代に戻りたい！」など、人生の黄金時代にいると想像しているかもしれません。実際、受験というプレッシャーから解放され（精神的自由）、自分の裁量でスケジュールを組める（時間的自由）、アルバイトをすればお金も稼げる（経済的自由）と、ある意味人生ではじめて「自由」を満喫する時期です。たしかに大多数の大学生は人生の中でもっとも自由な時間をエンジョイし、メンタルヘルスの問題などまったく無縁であるように見えますが、実態はどうなのでしょうか？　厚生労働省が２０１６年に発表した「精神疾患の有病率に関する大規模疫学調査研究」によると、大学生を含む20～34歳の精神障害の12ヶ月有病率（12ヶ月の間に精神疾患にかかる確率）は11・０％であり、これは他の年代に比べて約2倍ほど高い数字です。[12]　また海外のデータによると、精神疾患の実に75％が24歳以前に発病することが報告されています。さらに大学生のメンタルヘルスの問題として、精神疾患の有病率だけでなく、こころの病と深く関わる「自殺」も注目されており、厚生労働省の発表によると若者の死因（20～24歳）の第1位は

表1　我が国の年齢別死因

	第1位	第2位	第3位
10～14歳	悪性新生物（腫瘍）	**自殺**	不慮の事故
15～19歳	**自殺**	不慮の事故	悪性新生物（腫瘍）
20～24歳	**自殺**	不慮の事故	悪性新生物（腫瘍）
25～29歳	**自殺**	不慮の事故	悪性新生物（腫瘍）
30～34歳	**自殺**	悪性新生物（腫瘍）	不慮の事故
35～39歳	**自殺**	悪性新生物（腫瘍）	心疾患
40～44歳	悪性新生物（腫瘍）	**自殺**	心疾患
45～49歳	悪性新生物（腫瘍）	**自殺**	心疾患
50～54歳	悪性新生物（腫瘍）	心疾患	**自殺**
55～59歳	悪性新生物（腫瘍）	心疾患	脳血管疾患

平成 30 年人口動態統計月報年計（概数）の概況、厚生労働省、2019 より抜粋

「自殺」となっています[13]**（表1）**。このようなデータから、**「大学生を含む若者世代は、心を病む可能性が高い世代である」**ということがわかると思います。「うちの子は大丈夫？」と心配させたかもしれませんが、これが日本における若者のメンタルヘルスの現状なのです。したがって、メンタルヘルスに関して「もしもの時の備え」をすることは、とても重要だと筆者は考えます。少し別の角度から大学生のメンタルヘルス対策の必要性を説いてみたいと思います。２０１７年の総務省のデータによると住宅火災の発生件数は１万１１４０８件だそうです。これは日本の総世帯数を母数とした場合（５７００万世帯）、０・02％と低い数字です。にもかかわらず、我々は火災保険には入っていますよね？　某保険会社の数字によると、家をもっている人の火災保険の加入率は８割

近いそうです（ちなみに地震保険の加入世帯は3割弱らしいです）。火災という人生においてレアなケースにおいても、みなさん十分な対策を取っているのに、火災よりも発生確率の高いメンタルヘルスの問題に備えがない……というのはおかしな話ではないでしょうか？　メンタルヘルスの問題も火災と同様、一度起これば財産や命にも関わり、その人の人生に暗い影を落とします。このような見方をすると、大学生へのメンタルヘルス対策はもっと積極的になされるべきと考えますが、みなさんはどのように考えられますか？

2　大学生の悩み

読者であるご家族は、お子さんから悩み相談を受けたことがありますか？　「子どものころはよく……」と答える方や、「そういえば、今まで相談されたことないな……」など、さまざまな答えがあると思います。しかし、そもそも人は、本当に悩んでいることをすべて話すことがあるのでしょうか。たとえば、読者であるご家族自身、悩みすべてを自分の家族に相談していますか？　「自分は包み隠さず話している」とオープンな方もいるかもしれませんが、大抵の方は1つや2つ、家族にも言えない悩みがあると思います。つまり、**家族といえども「本当の悩み」というのはなかなか見えてこないもの**なのです。人が抱える悩みとメンタルヘルスは密接に関わります。悩みが原因で心の病にかかったり、逆に心の問題が悩みの１つになったりと……、たとえるなら悩みとメンタルヘルスの問題はコインの裏表のような関係かもしれません。したがって、大学生の悩みを知ることは、メンタルヘルス対策を考える上でとても大切なことなのです。そこで、ここでは最近の大学生がどのようなことで悩んでいるのか、データからながめてみましょう。

学生の生活実態調査として、２年に一度日本学生支援機構（ＪＡＳＳＯ）が実施している「学生生活調査」というものがあります。平成28年度の調査（有効回答数４４１６９人）によると、この中に「学生の不安や悩み」という調査項目があります。[3] この項目のアンケート結果を見ると、**「希望の就職先や進学先へ行けるか不安だ」と答えた大学生の割合がもっとも多かった**そうです（69・３％）。しかし、大学生を含む若者が自分の将来を心配するというのはあたり前なので、これはご家族も納得される結果ではないでしょうか？　ちなみに、陽気でポジティブ思考と思われがちなアメリカ人も若者の61％が「将来に心配がある」と答えるそうです。[8] 将来への不安は洋の東西を問わない悩みなのかもしれません。

次いで多かった回答は、**「卒業後にやりたいことが見つからない」**という項目で、「おおいにある」または「少しある」を含めて４割を占めます（合計41・６％）。大学進学率の上昇にともない、モラトリアム型（将来先送り型）の学生増加が懸念されていますが、こういった「やりたいことがない」という大学生は、その後どうなるのでしょうか？　少し古いデータではありますが、2004年に九州大学の学生を対象としたアンケート調査によると、「大学で学びたい内容をはっきりと決めずに入学した学生」は全体の36・3％だったそうです[14]。さらにその学生が1年生の終わりに「学びたい内容が見つかった」と回答した割合は5人に1人程度であることがわかりました。比較的意識の高い（と思われる）国立大学の学生ですらこの状態であるため、大学生全体ではどのような数字になるかは想像できると思います。筆者も大学で学生から相談を受けていますが、「研究室に配属されたが、やりたいことがない」とか「将来どんな職業についていいのかわからない」といった悩みを聞くことがしばしばあります。このような状況を見ると、高校では受験対策だけでなく、「キャリア教育」も十分やってほしいものです。同様に、家庭内でも子どものころから「将来の夢」について積極的に話せる環境にしておくことが大切かもしれません。

3番目に多い回答は、**「授業の内容についていっていない」**であり、「おおいにある」「少しある」と回答した割合は全体の32・9％でした。つまり**大学生のうち3人に1人は授業についていけないと感じている**ことになります。実際、大学の学生相談としても、学業に関する相談は特に多いようです。九州大学ではカウンセラーのもとに訪れる学生の相談内容について毎年統計をとっています。平成28年の統計を見ると、修学相談のうち1位は「学業上の悩み」（197人）、

2位は「卒論の悩み」（74人）、3位は「卒業後の進路」（72人）となっています（九州大学学内データより）。このデータは平成28年度に学生相談室に相談に来た５５７人の相談内容に基づくデータなのですが、実に35・３％を学業に関することが占めています。これは先ほど示したＪＡＳＳＯの数字とほぼ同じですね。最近は「教育困難大学」と呼ばれる学生の学力低下が原因で、教育が成り立たない大学も存在するそうです。これも大学進学率が増加し、大学が乱立したことが原因なのでしょうが、今後勉強のことで悩む学生はさらに増えるかもしれません。

以上、多くの大学生が悩む問題についてデータを示してみました。内容としては「将来」「進路」「勉強」と、お約束的な内容となっています。しかし、この３つの悩みはある意味すべてつながっています。特に「将来」と「進路」についてはほぼ同義と言ってもおかしくありませんし、「勉強」についても、しっかり修学できていれば自ずと選択肢は広がり、「将来」「進路」の不安もなくなるはずです。つまり、**大学生はしっかり勉強して、自分の可能性を広げれば悩まなくてすむ**……ということであり、結局のところ大学生にとって本分である学業がいかに大切であるかを示したデータとも言えます。

3　メンタルヘルスに影響するキャンパスリスク

先ほどは大学生の悩みについて、全体的なデータをお見せしました。このような悩みは大学生にとってある意味「あたりまえ」と言えますが、お見せした悩み以外にも大きな問題に発展するケースが多々あります。それほど多くない事案かもしれませんが、その状況に直面するとメンタルヘルスに悪影響を及ぼします。このように大学生活においてメンタルヘルスを悪化させる危険性を、ここでは**「キャンパスリスク」**と呼ぶことにしましょう。この項目では、大学生活でメンタルヘルスに影響を与えるキャンパスリスクについて、学年別に紹介したいと思います。

(1)　大学1年生のキャンパスリスク

大学生の中には、はじめて一人暮らしをする人も多いのではないでしょうか。平成26年度のJASSOの調査によると、大学生の約4割が一人暮らしだそうです（国立大学の場合は6～7割）[15]。一人暮らしを始める大学1年生の4月……、この時期に大学生はたくさんの「はじめて」を経験します。はじめて自分一人で寝起きする、はじめて自分一人だけのために食事の準備をする、はじめて大学で受講手続きをする、はじめてコンパに参加する、はじめてアルバイトの面接に行く……、あらゆる経験が、大学における通過儀礼（イニシエーション）となるでしょう。私自身もそうでしたが、高校時代は両親に対して多少疎ましい感情を誰でももっていたと思います。しかし、親元を離れて一人になったとき、底知れぬ孤独と不安を感じ、家族のありがたみを痛感します。また自宅生であっても高校までと違い、難解かつ不親切な授業（残念な授業）、新しい友人作り、アルバイトなど学校以外の人間関係の構築等、さまざまなことが大学生活におけるイニシエーションとなり、その度に「孤独感」や「不安感」を引き起こします。ある意味、**大学1年時の最大の課題は、この「孤独感」と「不安感」をいかに克服するか**に尽きると言えるでしょう。「孤独感」や「不安感」といった心の隙間は、大学生活上のいろいろな危険性（キャンパスリスク）とつながります。そして、このキャンパスリスクは場合によっては学生を追い詰め、心を病む原因にもなります。そこでまずは、**大学1年生が直面する「孤独感」「不安感」と関連するキャンパスリスク**を、簡単にご紹介します。

不登校：1年生の時から大学に行かない学生がいます。いわゆる「不登校」という状態です。筆者のところにも、6月から7月にかけて「なかなか学校に足が向かない」という学生が相談に来ます。その訳をたずねると、「授業についていけない」「友達ができず孤独」「そもそも希望した大学ではない」など、さまざまな理由があります。彼らによると、一度怠けてしまうとなんとなく学校に行きづらくなり、大学からさらに足が遠のいてしまうそうです。傍《はた》から見ると、ちょっとしたきっかけで登校できるようになるとは思うのですが、1年生デビューに失敗すると、周囲が思う以上に復学に対する抵抗感が強く、そのまま退学してしまう学生もいます……。ところで、小中学の不登校に比べて大学生の不登校はあまり注目されていません。これは、**大学における不登校の数を正確に把握することが困難**であるためです。そもそも大学では、義務教育である小中学校とは異なり、出欠に関しては比較的ぬるい対応をしています。筆者自身も大学時代は、1限目の授業を欠席したり、ちょっと面倒なときは代返（代わりに出席の返事をする）をお願いしたりしました（それでも、卒業はなんとかできました！）。また、授業に一度も出席しなくても、学期末にあるテストに合格さえすれば単位がとれる講義もあります。加えて一人暮らしの学生の場合、学校を休んでも、心配したり叱ってくれる家族がいません。このように大学生の不登校は気づかれにくいため、一度陥ると孤独と不安の中から抜け出せない状態になります。

ネット依存・ゲーム依存：現代はインターネットやSNSが広く普及した情報化社会です。パソコンやスマホを代表とするデジタル技術があたり前のようにある今の若い世代の人たちを「デジタルネイティブ」と呼ぶそうです。デジタルネイティブにとって、これらのツールは生活インフラと同様に必要不可欠なものとなっています。パソコンやスマホはとても便利で、今の社会を効率化しているのは間違いないのですが、当然弊害もあります。それはネット依存・ゲーム依存の問題です。デジタルネイティブの世代は、子どものころからゲームやスマホに馴染み、場合によっては「依存」ともいえるぐらいにハマる子もいます。しかし、親の目が届くうちは、「ゲーム（スマホ）をやめなさい」と注意することができ、ある程度使用時間を管理されていたと思います。特に受験シーズンにおいては、かなり厳格にゲームやネットを制限していたのではないでしょうか。しかし、大学に入ってしまうと親の監視（？）も甘くなり、ついついゲームやスマホに没頭してしまう……なんてことが往々にしてあります。特に一人暮らしだと、「孤独感」や「不安感」を紛らわせるために、現実世界よりもバーチャルな世界にはまり込んでしまう可能性が高まるでしょう。近年、オンラインゲームといって、インターネットを介して複数のプレーヤー同士で遊ぶことが人気です。中には「大学の友人よりもオンラインゲームの友人のほうがウマが合う」という学生がいるぐらいです（デジタルネイティブの特徴として、現実の人間関係とバーチャルな人間関係を区別しないところがあります）。先ほど「依存」という言葉を使いましたが、実は精神科領域ではすでにゲームのやりすぎは「依存症」とみなされています。最近公表された国際疾病分類（第11版）では**ゲーム症（gaming disorder）**を新たな疾病としてカテゴリーとして設定しました。つまり国際的には「ゲームのやりすぎは病気」ということが認められたわけです。「ゲームごときで病気だなんておおげさな……」という方もいるかもしれませんが、海外の報告では、ゲームにハマりすぎて寝食を忘れ、とうとう死んでしまった若者もいるぐらいなのです。デジタルネイティブである今の大学生は、ゲームやインターネットへの親和性が高いので、大学1年目におけるゲームやネットのやりすぎには注意が必要でしょう。

宗教・政治団体の勧誘：みなさん、想像してみてください。右も左もわからない大学1年生が「孤独感」や「不安感」を感じているときに、とても親切な人が現れたら、どんな気持ちになるでしょうか？　とてもありがたく思い、心を許してしまいそうですよね？　しかし、そういった心の隙間につけこむリスクが大学生活に潜んでいます。それはカルト宗教や過激な政治団体からの勧誘です。大学生協が実施した2013年のアンケート調査「CAMPUS LIFE DATA 2013」によると、入学後に遭遇したトラブルの第1位は宗教団体からのしつこい勧誘で、全回答の5％近くに及んだそうです[16]。宗教団体もいろいろありますが、いわゆるカルト団体が問題であり、2018年に死刑が執行された麻原彰晃を教祖とする「オウム真理教」も、名前を変えて現在も勧誘活動をおこなっています。また政治団体の勧誘についても、一部の大学では今でもおこなわれています。政治団体と聞いてピンとくる方は少ないかもしれませんが、ここでは「過激な学生運動」をおこなっている団体について話します。「安保闘争」なんて言葉を知る人も少なくなってきましたが、この本の読者であるご家族のご両親（つまり大学生にとって祖父母）が若いころ、安保闘争などの学生運動が盛んにおこなわれておりました。学生が政治のことを考えるのは良いことなのですが、中には自分が信じる政治思想のもと、改革のためなら暴力も肯定する……なんて団体もあります。前時代的な活動のように思えますが、実はこのような過激な思想をもつグループが大学内に潜み、今でも勧誘がおこなわれています。これらの宗教・政治団体がやっかいなのは、その多くが最初は「サークル活動」や「ボランティア活動」を装って学生に近づいてくる点にあります。サークルやボランティアを介して新入生に優しく接し、十分関係を深めた段階で「実は僕たちは○○のために活動をしている」と打ち明けてくるのです。親切にされ、ある程度仲良くなった段階だと、なかなかそのグループから抜け出せなくなる……という心理を巧みに利用しているわけです。筆者も大学1年生の時に、あるサークルが企画した「映画鑑賞会」に参加したところ、その帰りに日米安保を批判するビラやマルクス主義の勉強会の案内を配られ、「なんだこりゃ？」と不思議に思ったものです。ちなみにその映画鑑賞会は、筆者の同期学生のお兄さんが関わっていたので（そのお兄さんも医学部）、特に警戒感もなく参加したのですが、数年後、そのお兄さんが政治活動中に暴力事件を起こして退学したことを知り、ようやくどのようなグループなのか理解できました。あまり親がサークルやボランティア活動について干渉するのはどうか……と考える方もいるかもしれませんが、大学にはこのようなリスクがあることを親子で話せていると良いと思います。

アルコールの問題：大人でも「孤独」や「不安」を紛らわすために飲酒することはありますが、未成年である大学1年生でもアルコールの問題はあります。「新入生は未成年だから、お酒なんて関係ないんじゃない？」と思っているご家族もいるかもしれませんが、そんなことは決してありません。アルコール薬物問題全国市民協会（ＡＳＫ）がつくる「イッキ飲み防止連絡協議会」の報告によると、２００９年から２０１８年までの10年間に29人の大学生が飲酒により死亡しており、しかも29人中15人が未成年だったそうです。このようにアルコールの問題は、成年・未成年に関わらず起こりうる問題なのです。ところで、なぜ人はアルコールで死ぬのでしょうか？理由は大きく分けて３つあります。１つ目は、アルコールによる呼吸機能の抑制です。アルコールは麻酔薬と同様の作用をもっており、血中濃度が高まると呼吸中枢を司る延髄が麻痺してしまいます。その結果、呼吸ができなくなり死に至ります。２つ目は、嘔吐物が気管に詰まることによる窒息です。アルコールを多量に摂取すると咳反射が減弱するため、気管に入った異物を自ら吐き出すことができず（咳ができなくなる）窒息してしまうのです。そして３つ目は、酩酊《めいてい》による転倒や交通事故です。特に大学生の場合、自転車の飲酒運転から事故に発展するケースがしばしばあります。アルコールは適度につき合うのはよいと思いますが、調子にのって飲みすぎると大変なことになります。特に未成年の場合は、先輩からの勧めを断りにくいため、あるいはその場をシラけさせないよう空気を読んでしまうため、上記のような問題が起きやすいのです。アルコールの問題は身体的な問題にとどまりません。もし未成年が飲酒した場合、「未成年飲酒禁止法」に抵触します。この場合、未成年者に罰則自体はないそうですが、周囲に多大な迷惑をかけた場合、大学の名誉を失墜させたとして退学や停学といった重い処分を科す場合もあります。一方、成人が未成年に飲酒を勧める、あるいは黙認した場合には罰則があります。つまり飲み会を主催したサークルの先輩や研究室の教員に責任が及ぶこともあれば、自宅でご家族が未成年の子どもに酒を勧めた場合も罪に問われます。「外で飲酒するのがダメなのはわかるが、自宅で飲むぐらいは……」と思うかもしれませんが、実際、子どもの飲酒を黙認していた親が書類送検されるケースがあるそうです。とにかく未成年の飲酒はダメです。周りから勧められても、「ＮＯ」と言える勇気をもつことが大切です。

(2)　大学2～3年生のキャンパスリスク

大学2年生以降は、学部内やサークル内で人間関係をある程度作ることができ、1年生のときに問題となった「孤独感」や「不安感」はいくらか軽減されます。家族も、大学1年目をなんとか無事に過ごしたので、大学生活にはきっと慣れただろう……と思っている時期でしょう。しかし、この時期（2～3年生）には、「孤独感」や「不安感」が密接に関わるリスクよりも「大学生活の慣れ」、言いかえると「惰性」「慢心」「油断」に関連することがしばしば問題となります。特に、ここであげるキャンパスリスクをきっかけに、メンタルヘルスの問題が現れる可能性がありますので注意が必要です。

休学・退学：1年生のキャンパスリスクで「不登校」について触れましたが、不登校が続くと、

表2　大学生の休学および退学理由

	退学理由	休学理由
1位	経済的理由(20.4%)	経済的理由(15.5%)
2位	転学(15.4%)	海外留学(15.0%)
3位	学業不振(14.5%)	病気・けが(14.6%)
4位	就職(13.4%)	学業不振(4.4%)
5位	病気・けが・死亡(5.8%)	学校生活不適応(3.0%)

学生の中途退学や休学等の状況について、文部科学省、2014より

不登校→単位不足→休学・退学というパターンに陥ります。

不登校とは異なり、休学・退学については文部科学省が大規模な調査をやっています。平成24年度の統計を見ると、休学者の割合は2・3%であり、中途退学者の割合は2・65%だそうです（国公私大学、公私短期大学、高等専門学校1191校が参加したデータ）。しかし、ここで注意しないといけないのは、大学における休学・退学の中身です。実は大学における休学・退学にはポジティブな意味での理由が含まれます。特に海外留学、転学（他の大学へ入学する）、就職などが「ポジティブ休退学」に含まれます。これらのポジティブな理由を除いた場合、休学・退学のいずれかが生じる割合は3・8%となります。**表2**に休学・退学理由を示します。退学の理由として、1位は経済的理由（20・4%）、2位は転学（15・4%）、3位に学業不振（14・5%）、4位に就職（13・4%）、5位に病気・けが・死亡（5・8%）が挙げられています。一方、休学の理由としては、1位は経済的理由（15・5%）、2位は海外留学

（15・0％）、3位に病気・けが（14・6％）、4位に学業不振（4・4％）、5位に学校生活不適応（3・0％）が挙げられています。しかし、経済的理由については、大学生活に適応できない学生のカモフラージュのために挙げている場合も多く、実際は学業不振や不適応の数字はもっと多いと考えられます。ちなみに高校における中途退学者の割合は1・3％であり、先ほど示した大学の中途退学者の割合（2・65％）の2分の1となっています。[17] **つまり大学では退学のリスクが高校時代の倍になると言えます**。休学・退学をきっかけに新しい人生を歩んでもらいたいところですが、中にはすっかり自信をなくし、社会復帰が困難となる人もいます。

ひきこもり：読者のみなさんも「ひきこもり」という言葉を聞いたことがあると思います。ひきこもりと聞いて、いろいろなことをイメージされるかと思いますが、正確な定義をご存知でしょうか？　厚生労働省によると「仕事や学校に行かず、かつ家族以外の人との交流をほとんどせずに、6ヶ月以上続けて自宅にひきこもっている状態であり、時々は買い物などで外出することもある場合も含める」としています。では、ひきこもりの人は実際どのくらいいるでしょうか？2013年の内閣府の調査によると、23万5000人であり、準ひきこもり（趣味など関心のある事柄のためなら外出できる人）を合わせると70万人弱になるそうです。大学生を対象とした大規模な調査・研究はないため、大学生における正確なひきこもり率は不明です。ちなみに平成28年に内閣府が実施した「若者の生活に関する調査報告書」によると、**ひきこもりのきっかけの第**

1位は不登校だそうです。このように、ひきこもりは不登校（休学・退学）と密接な関係があります。また、ひきこもりと精神疾患の間にも深い関係があります。精神疾患のために自宅にひきこもるということは容易に想像できると思いますが、逆に自宅にひきこもり、誰とも接しない状態から精神を病むこともあります。

異性間の問題：イマドキの大学生は「草食系」という言葉からも想像できるように、恋愛に消極的と言われています。実際、インターネット等の調査によると、恋人がいる大学生の割合は20～40％だそうです。しかし、恋愛自体が少ないから恋愛トラブルも少ない……と思うのは、実は間違いです。たとえばドメスティックバイオレンス（ＤＶ）ですが、警視庁の調査によると、**20代からの相談件数は平成25年度から5年間、毎年増加しています**（平成29年度で１８０８件）。もちろんこの数字は表にでてきた件数なので、実数としてはもっと多いと考えられます。一方、大学におけるＤＶ調査は大規模なものはないのですが、国内の調査によると交際経験のある大学生のうち、10～50％以上が恋人からＤＶを受けたことがあると回答しています。調査結果にばらつきがあるのは、ＤＶの調査方法が異なっているために身体的なＤＶだけでなく非身体的ＤＶ（言葉や態度によるＤＶ）も含んでおり、一般的にイメージするＤＶより幅広いものを含んでいるためです。またＤＶ以外にも、ストーカー被害、妊娠、セクスティング被害（携帯電話で性的なメッセージや画像を送受信すること）など、さまざまな異性間のトラブルが起きる可能性があります。大学生、特に女子学生がこのような異性間のトラブルについて相談することはハードルが高いため、自分一人で抱え込んで心身に不調をきたすことがあります。

ネット炎上：読者のみなさんも聞いたことがあると思いますが、近年**「ネット炎上」**と呼ばれる現象がＴＶや雑誌に取り上げられています。ネット炎上（もしくは炎上）は、インターネット上で失言、あるいは不祥事が発覚したため、批判が殺到して収拾がつかなくなる状態を意味します。特にTwitterやFacebookといったＳＮＳが盛んに利用されている現在、個人情報が容易に調べられるようになっており、簡単に個人が特定され、ネット上で晒し者になることがあります。少し前の話ですが、某大学の学生が関西のレジャー施設で迷惑行為をおこない、その行為をＳＮＳに掲載して大問題となりました。その後彼らがどのような処分を受けたかはわかりませんが、自らの人生に汚点を残したことは間違いないでしょう。大学におけるネット炎上の調査はほとんどおこなわれていませんが、私の経験でも、「Twitterで同級生を批判したらみんなから責められた」とか「二股がバレて学科の友達からＬＩＮＥをブロックされた」などと、プチネット炎上の話をする学生が時々相談に来ます。ＳＮＳは情報共有のツールとして便利ではありますが、自分にとって不利益な情報もあっという間に広まってしまいます。「悪事千里を走る」という言葉がありますが、**現代では自分が行った悪事が、千里どころか一瞬で地球の裏側まで伝わる**ということを肝に銘じてほしいものです。

犯罪被害・加害：平成28年度に警視庁が発表した犯罪情勢によると、**大学生が含まれる20～24歳における検挙人数（警察に捕まった人数）は、人口10万人あたり355・2人**で、年齢別にみると第2位でした（第1位は14～19歳で444・6人）。ちなみに、大学生をもつ親の世代である40代後半から50代前半については10万人あたり200人前後です。このデータからもわかるように、20代前半は成人したとは言え、まだまだ分別がつく年齢ではないのかもしれません。したがって、大学生活において犯罪に巻き込まれる可能性は十分あると考えられます。大学生が関わる犯罪として、窃盗、詐欺、性犯罪、暴行、薬物、名誉毀損などが挙げられます。特に詐欺については、その種類も増えてきており、振り込め詐欺、架空請求、マルチ商法、キャッチセールス、送りつけ商法、訪問販売など実にさまざまです。また手口も年々巧妙になっているため、「いつの間にか被害者になっている」ということもあります。とくに女子学生の場合、性犯罪に巻き込まれる危険性があります。平成26年の福岡県警のデータによると、被害者の約半数が自宅で被害にあっており、その被害者のうち、就寝中に無施錠だった割合が8割にものぼるそうです。あたり前の話ですが、普段から戸締りをしっかりするよう注意することが大切ですね。逆に加害者となりうるものとして、窃盗や名誉毀損などが近年目立っています。「ちょっと借りるだけ」と鍵のかかっていない自転車に乗って窃盗で捕まったり、ネット上で人の悪口を実名で書いて名誉毀損で訴えられることもしばしばあります。犯罪の量刑によっては、停学や退学といった処分を下される場合もありますので、軽はずみな行為をおこなわないよう注意が必要です。犯罪の被害者、あるいは加害者になることは、いずれも精神的に大きな負担となります。犯罪被害者は決して消えることのない心の傷を、犯罪加害者は前科者として重い十字架を背負って生きていかなければなりません。犯罪から身を守ることはメンタルヘルス維持につながる、ということを忘れないでください。

交通事故：大学入学後、車やバイクの免許をとりたがっている大学生がたくさんいます。特に大学生の夏休みは長いので、「この機会に車の免許を……」と考える学生は多いようです。免許がとれれば、「さっそく車（あるいはバイク）に乗ってみたい」と思い、親の車を借りてドライブ……なんて計画を立てている学生もいることでしょう。しかし、大学生を含む若者の交通事故件数は非常に多いことをご存知でしょうか？　警視庁交通局の発表によると、平成29年度の事故発生件数は47万２１６５件であり、そのうち死亡者数は３６９４人、負傷者数は58万８４７人だそうです。そして、年齢別人口10万人あたりの負傷者数は大学生を含む20～24歳がもっとも多く、７９１・３人だそうです。大学生になる前はどちらかと言えば「被害者」となる交通事故ですが、**免許証をとって実際に運転すると「加害者」になる場合も当然あります**。また免許の不要な自転車の運転に関しても、最近は加害者となるケースが増え、多額の賠償金を支払うこともあります。２０１８年の大学生協の保険金支払い状況によると、自転車事故による賠償金支払い件数がなんと2129件もあり、その支払い総額は5億円近くにも及んだそうです[18]。交通事故で「被害者」あるいは「加害者」となると、いずれの場合にも精神的に大きな負担となり、心の病にかかることもあります。安全運転を心がけ、もしもの時に備えて各種保険に加入することをお勧めします。

⑶ 大学4年生のキャンパスリスク

「いよいよ学生生活最後の年」と思う大学4年生ですが、**この年に実に多くの問題が起きます。**私が勤める大学の保健管理センターでも、メンタルヘルスの問題で相談に来るのは4年生が多く、印象としては夏以降に悲壮な表情を浮かべて駆け込んでくるケースが目立ちます。基本的に4年生からの相談は、**タイムリミットをともなうケース**が多く、特に卒業や就職など人生を大きく左右する深刻な相談となります。中には「もっと早く相談できただろうに……」と思うケースもあるのですが、最終学年になって（お尻に火がついて）、ようやく問題が表面化してくるのです。

研究室配属：大学や学部によって異なりますが、多くの大学生は3年生後期または4年生から研究室に配属されます。このとき重要なのは3年生までの成績（GPA：Grade Point Average）であり、GPAが上位の学生から研究室を選ぶことができます。研究内容、就職先、教員の人柄などが素晴らしい研究室は当然人気があり、競争率も高くなります。しかし、研究室もいろいろで、中には残念な研究室があるのも事実です。九州大学農学部が平成25年に発表した「農学部卒業生の満足度アンケートの分析結果報告書」という調査があります。このアンケートでは、カリキュラム、教員、学習研究支援・環境、進学・就職支援について学生の満足度を調査していますが、これらの項目に関して不満をもつ学生は4割近くいることがわかりました。国立（しかも旧帝国大学）においてすら、このような不満があるということに驚きませんか？　もちろん、大学や学部によって結果は異なりますし、また学生側の要因もあるとは思いますが、研究室に対する不満が募れば、「こんなはずでは……」と思い悩み、心を病む可能性があります。結局のところ、自分が好きな研究室を選べるよう、3年間しっかり勉強して好成績を得ることが大切ですね。

アカハラ：以前は馴染みのなかった**「アカハラ（アカデミックハラスメント）」**という用語ですが、今や大学内でしばしば耳にする言葉になってしまいました。アカハラとは、大学内で指導教員（学生の研究指導をする先生）がおこなうパワハラをさします。大学という閉鎖的かつ特殊な環境で発生することから、一般的ないやがらせ（ハラスメント）とは異なる点が多いため、「アカハラ」という用語が生まれたのだと思います。具体例を挙げると、研究テーマを与えない、研究スペースを与えない、機材を貸さない、研究指導をしない、研究成果を横取りするなど、研究面におけるハラスメントだけでなく、就職活動の禁止・妨害、就職先への圧力、推薦状の拒否など、就職面におけるハラスメントもあります。また一般的なパワハラ同様、暴言や暴力、さらに性的いやがらせであるセクハラも起こりえます。繰り返されるアカハラのため、うつ病などの精神疾患にかかる学生も少なくありません（病気については後の章で詳しく説明します）。アカハラに関する大規模調査はありませんが、各大学でおこなっている調査結果が公表されています。調査は学生だけでなく教員も含まれるため、少し数字は大きくなっているかもしれませんが、おおむね**アンケート回答者の20～30％強の人がアカハラを受けたことがある**そうです。アカハラの多くは、指導教員側の問題によるところが大きいのですが、これは会社でおこるパワハラよりも酷いかもしれません。その理由は、大学においては教員の人格や指導力がいくら残念でも、研究能力さえ高ければその地位・立場が保証されるからです。研究能力が高いと国や企業からたくさんの研究資金が取れ、その一部が大学にも入ってきます。このため、パーソナリティ的に問題がある人でも、「教授様」として大学側も黙認せざるをえない部分があるのです。つまり、大学という風通しの悪い環境に加え、大学教授という特権がアカハラを生み出す培地となっているわけです。以前はこのような研究室の内情は「研究室に入ってみないとわからない」という状況だったのですが、今はＳＮＳなどでその研究室の評判をある程度知ることが可能です。つまり、現代の大学生がキャンパスライフを賢く生き抜くためには、研究室配属前の情報収集能力が重要なのです。

就職活動の失敗：大半の大学生が不安に思っているのが、就職活動でしょう。就職活動は、今後の自分の人生を決定するもっとも重要なイベントなので、そのプレッシャーは大学入試以上かもしれません。実際、私のところにも４年の夏から秋ごろになると、「どこにも就職できませんでした」と半べそをかきながら相談に来る学生がいます。就活失敗という大きな挫折で打ちひしがれた学生には、「とりあえず治療を優先し、就職については捲土重来《けんどちょうらい》を……」と慰めるのですが、「もう1回就活をするのは嫌です！」とＰＴＳＤになった帰還兵のように、すっかり就職活動に怯えてしまっています。就職活動で失敗すると、今までの人生を否定されたような惨めな思いを経験します。実際、就職活動の面接において人格を否定するような厳しいことを言われ、心を病むケースがあります。近年においては就職活動に関連する自殺を**「就活自殺」**と呼び、大きな社会問題となっていることは、読者のみなさんもご存知かと思います（ただし、就活自殺という言葉は専門用語ではありません）。大学生の自殺については、後の章で詳しく説明したいと思います（「第3章 10 自殺の問題」）。

卒業論文（卒論）：大学生活における集大成と言えるのが、卒業論文（卒論）です。この卒論を書かないと当然卒業できないのですが、４年生の後期になって「やる気が出なくて、卒論が書けません」と相談に来る学生はたくさんいます。一般的に大学生の多くは3月ごろから就活をはじめ、だいたい夏休み終盤までには内定をもらい、就活が終わってからようやく卒論のための研究をおこないます。そして、各大学や学部によっても異なりますが、卒論提出期限はおおむね12～2月となっています。つまり、余裕のある学生は5～6月に内々定をもらい、半年以上かけて卒論作成に取り組めるのですが、内定が遅い場合、最悪3ヶ月ぐらいしか卒論作成に時間をかけられないことになります。この3ヶ月という期間をみて、思ったより「余裕」と思われるかもしれません。実際、株式会社マイナビがおこなった調査によると、卒論執筆にかけた時間は1位が3ヶ月、2位が2ヶ月、3位がなんと1ヶ月未満だったそうです。しかし、ここで間違えてはいけないのは、この数字は**「論文作成のためのデータや資料がそろってから執筆する期間」**という意味なので、実験データや資料が集まらない場合は、相当ギリギリになるということがおわかりでしょう。筆者の経験では、4年生の後期に卒論のことで相談に来る学生は、「見積もりが甘い」学生という印象があります。筆者が勤務する大学は比較的優秀な学生が多いため、一流企業相手でも一発で内定ゲット&卒論もサラっと完成、なんていう話もよく聞きます。そんなデキのいい先輩の話を信じ、「きっと自分も大丈夫だろう」と研究や資料集めを後回しで就職活動を始めると、あとで大変なことになります。内定まで予想以上に時間がかかった場合、一気に今までのツケを支払わされる……そんなパターンに陥るのは明白なのですが、本人は最悪の状況を想定せず、ついつい目先のことを優先してしまうのでしょう。逆に、就活はうまくいったのに卒論が書けない……というケースもあります。この場合の要因は2つあり、ひとつは学生の問題、もう1

つは教員側（大学側）の問題です。学生の問題としては、就活で疲れ切ってしまい（燃え尽きてしまい）、何も手につかない可能性があります。一方、教員側の問題としては、卒業の基準が厳格である場合が挙げられます。卒論の合否に関しては、指導教員の裁量にまかされてはいますが、中には「大学４年生にそこまで求めるのか？」と思うような高い水準を要求する教員がいることも事実です。しかし、大学である以上、学問のレベルを保つ必要があるため、教員の厳しい態度を一概に批判することはできません。いずれにせよ、卒論提出期限から逆算して、最終学年である大学４年生のときにどのように過ごすのか、しっかりスケジューリングすることが、メンタルヘルス維持には重要だと思います。

以上、大学生をとりまく各学年におけるキャンパスリスクについて紹介しました。これですべてではありませんが、それでも「キャンパスリスクって、たくさんあるな……」と思われたのではないでしょうか。大学生がこのようなリスクに直面すると、心の病にかかる可能性が高まります。したがって、可能な限りキャンパスリスクを低減させたいと思うのですが、完全に回避することは難しいかもしれません。大切なのは、普段から上記キャンパスリスクを念頭におき、万一そのようなリスクに曝されても周囲に相談できるようにしておくことです。ご家族もキャンパスリスクは誰にでも起こりうることと考え、もしお子さんが困っているようであれば相談にのりましょう。もちろん家族が直接解決できない問題がほとんどだと思いますが、相談にのることで、学生の心の支えになることのほうが肝要なのです。

4 「脳と心」からみた大学生

大学生は思春期を過ぎた青年期にあたります。大学生にもなると外見上は大人と変わらず、身体的には成熟しているように見えます。実際、医学的に見ても青年期で身体的な成長は完了すると考えられていますが、内面はどうなのでしょうか？　大学生のお子さんを見て、「外見は大人なのに中身はまだ子どもっぽい……」なんて感じることはありませんか？　そこで、ここでは生物学的・心理学的な側面から、大学生（＝青年期）の精神状態・心理状態を解説したいと思います。

(1) 大学生の脳について

「脳」は高等生物の頭部に備わった器官であり、生物のさまざまな活動をコントロールする司令塔のような働きをしています。そして脳を構成している主な細胞として「神経細胞」があります。人間の脳は他の生物よりも発達しており、大脳皮質においては１００億個以上の神経細胞が存在しているといわれています（チンパンジーが50億個、イヌが5億個、ネコが3億個、マウスが４００万個）。この神経細胞同士が電気的刺激によって情報を伝達し合い、知能、感情、意識などの高等な機能が生み出され、その総和として「心」が生じると考えられています。人間は現在地球上でもっとも繁栄している動物ですが、これは「脳」がもつ能力のおかげといっても過言ではありません。しかし、神経細胞の塊である脳が、なぜこのような高度な能力、特に「心」を生み出すかは、未だ解明されていません。**脳と心の関係は、人類最大のミステリー**なのです。

ところで、この複雑かつミステリアスな器官である脳はいつ完成するのか、ご存知でしょうか？　かつて脳の基本構造は、遅くとも4歳から5歳ぐらいで完成すると考えられていましたが、最近の研究によると脳の成熟にはもう少し時間がかかることが明らかになりました。脳神経細胞の数自体は、お母さんのお腹にいるとき（胎児期）にすでにそろっているのですが、神経細胞から伸び出ている「軸索《じくさく》（電気刺激をつたえる銅線のような構造）」を包む「髄鞘《ずいしょう》（銅線をコーティングするビニールのようなもの）」は出生時には十分備わっていません。出生後、この「髄鞘」が盛んに作られ、脳の基本構造が完成されます**（図3）**。この髄鞘が豊富な領域を大脳の「白質」と呼び、また神経細胞が豊富な領域を「灰白質」と呼びます。アメリカで4歳から20歳を対象とした脳ＭＲＩ研究がありますが、この研究によると**白質のボリュームは青年期（20歳）まで徐々に増加する**ことがわかりました。一方、灰白質に関しては、白質でみられるような明ら

図3　神経とシナプス

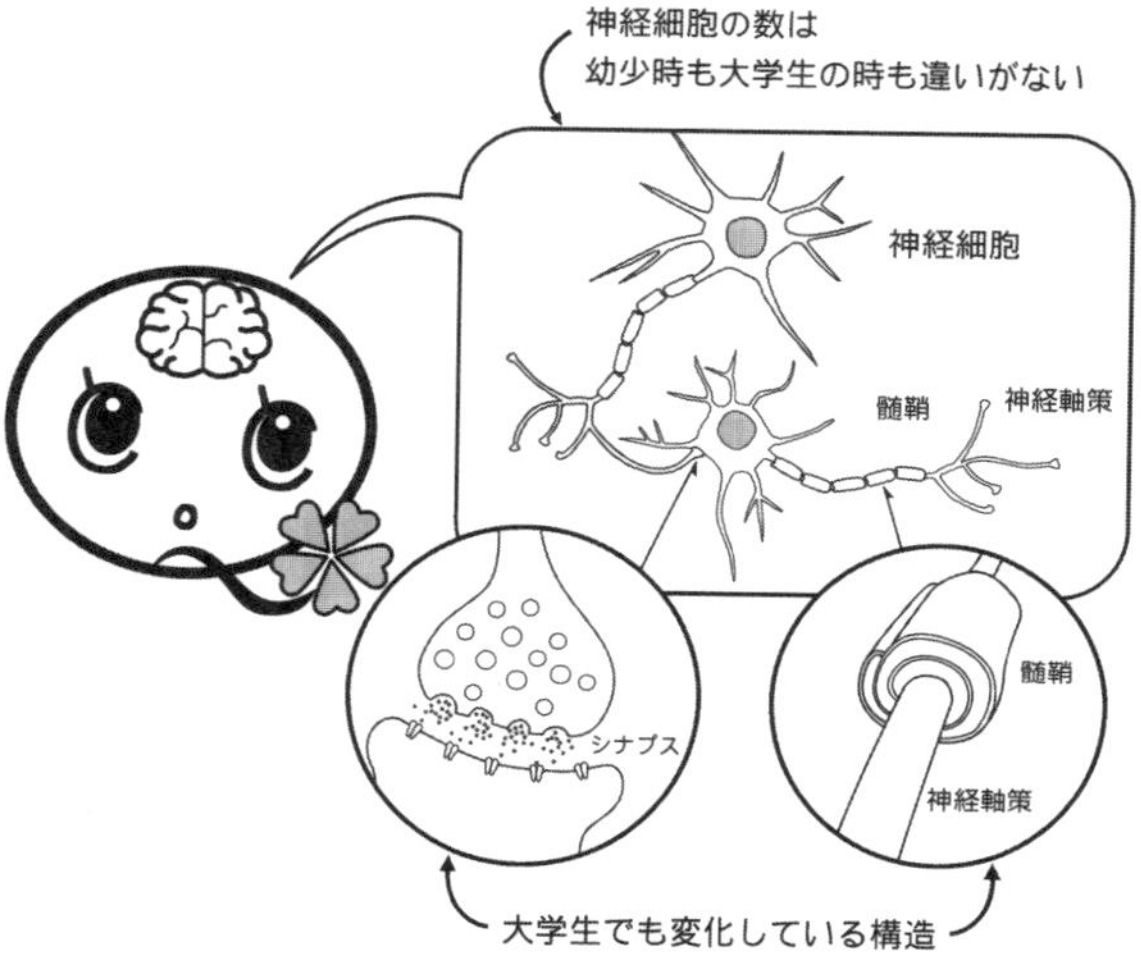

かな増加は認められず、領域によってはむしろ減少することが示されました。[19]　つまりこの研究結果は、4歳から20歳の間、神経細胞の数（灰白質）は不変もしくは減少するが髄鞘（白質）は増え続けている、ということを意味しています。言いかえると、大学生の灰白質では今でも神経の銅線にビニールがせっせと巻かれている……という状態なのです。

大脳の白質以外にも、青年期に完成する脳の基本構造があります。それは、神経細胞同士をつなげる「シナプス」という構造です。神経細胞同士をつなげると言っても、実際には神経細胞同士は20ナノメートル（1ナノメートルは100万分の1ミリ）の間隔が空いています。1つの神経細胞が興奮すると（スイッチが入ると）、その刺激が神経細胞のつながりの部分（シナプス前部）に伝わり、シナプス前部から神経伝達物質が放出されます。神経伝達物質はさまざまな種類があり、たとえば快楽刺激を伝えるドパミン、自律神経を制御するアセチルコリン、精神の安定に関与するセロトニンなどがあります。この神経伝達物質がシナプスに放出されると、隣の神経細胞の表面に発現している受け手（受容体）に神経伝達物質がくっつき、隣の神経細胞を興奮させて情報を伝達しています。つまり神経細胞同士は神経伝達物質というバトンを渡す、リレー方式で情報を脳全体に伝えているのです（図3）。このシナプス、つまり神経同士つながりの数ですが、**大人の脳においては１００兆個を超えるといわれています**（銀河系にある星の数、１０００億よりもはるかに多い！）。まさに天文学的数字であり、「脳は小さな宇宙だ」という言葉も納得できるでしょう。しかし、この「小宇宙」は徐々に小さくなっていくことがわかっています。一生のうちでシナプスがもっとも多い時期は3歳から4歳ごろといわれており、以降このシナプスは減少していきます。シナプスの数が減少することを、**シナプスの刈り込み**（synaptic pruning）と呼びますが、この刈り込みは一説によると20代まで続くそうです。「減少」というと、なんだか衰えていくイメージがありますが、そうではありません。シナプスの刈り込みがなぜ重要であるかというと、**「余分なシナプス」を排除することで、脳内の情報伝達を効率化しているの**です。さまざまな刺激が多すぎると交通渋滞が起きやすいので、このような「交通整理＝刈り込み」が必要となります。シナプスの刈り込みは、精神疾患と大きく関わることが知られており、たとえば統合失調症や自閉スペクトラム症においてシナプスの刈り込みが過剰あるいは不十分であることが指摘されています。精神疾患の多くが若いころに発病するのは、成長過程の脳に異常が生じ、シナプスをはじめとする脳の構造に問題が生じるためかもしれません。

青年期には、髄鞘やシナプスといったミクロの変化だけでなく、脳のより大きな構造においても変化が起きています。それは皮質下構造の早期の成熟に比べて、前頭前野の成熟が遅く生じる、という**脳の成熟度の不均衡**という現象です。皮質下構造とは、大脳の深部にある構造で、運動、記憶、情動、意欲などを司る領域です。一方、前頭前野はほかの生物に比べて、人間でもっとも発達した脳領域であり、実行機能、推論、意思決定などの「高次機能」に関係します。皮質下構造と前頭前野の成長がアンバランスだと何が起こるでしょうか? 皮質下は先ほども述べた情動や意欲以外にも、報酬系システムに関与しています。報酬系システムとは、ある行動をすると「快感」が生じ、その結果、その行動を再びやりたくなる仕組みです。この快感は、動物的な欲求（食欲、性欲、睡眠）から、達成感や社会的報酬（周囲から褒められるなど）、さらには病的な依存（薬物依存、アルコール依存、ゲーム依存）などから得られるもので、人間のモチベーションと深く関わります。一方、前頭前野は、先ほども説明したように高次な判断をする領域であり、言うなれば人間の「理性」を司る領域です。つまり、皮質下構造と前頭前野の力関係において、前者のほうが優位な場合、理性的な判断ができず、誘惑（快感）に屈しやすい……という行動パターンをとる傾向が強まります。これらの変化は思春期（10代半ば）でもっとも顕著な差が認められますが、10代後半から20代前半でも成熟度の不均衡はあるようです。脳の構造から見ても、大学生はまだまだ理性的な判断は難しい年ごろのようですね。

⑵ 大学生の認知機能と心理状態

前述のように、大学生の間も脳の構造は変化し続けますが、同様に脳の働きも変化し続けています。「脳の働き」と一言でいってもいろいろありますが、ここでは**認知機能と心理状態**について解説しましょう。

２００４年にアメリカで実施された、８歳から30歳を対象とした研究によると、認知機能はその種類によって成熟度が異なることがわかりました。たとえば、情報処理のスピードは15歳で、またセルフコントロール（自分の行動を自分で制御すること）に関与するresponse inhibition（反応抑制）という能力は14歳で成人レベルに達します。しかし、**ワーキングメモリー（作業記憶）という認知機能に関しては、19歳ごろから成人のレベルになる**そうです。[20] ワーキングメモリーとは、情報を一時的に保ちながら操作する能力（たとえば電話番号を聞いて、その番号をごく短い間に記憶して電話をかけるなど、情報を短期間、頭の中にとどめておくこと）をさす認知心理学の用語です。ワーキングメモリーは、会話や読み書き、計算、推理など、日常レベルからより高次な活動の基本となる能力であるため、社会生活においてはなくてはならない能力と言えます。

また**展望記憶（prospective memory）**と呼ばれる、未来に実行するべきことを記憶する能力に関しても、青年期の間も発達し続けると考えられています。展望記憶がワーキングメモリーと異なるのは、①展望記憶のほうがより長い期間保持される、②過去におこなった「内容」を回想するのではなく、過去に何かを計画したという「行為」を思い出す、という2点です。展望記憶のおかげで、「明日の夕方にレポートを提出した後、18時からA君と、○×レストランでデート」など、一日のスケジュールを組み立てることができますし、また「8月中に実験Aをおこなって、その結果を10月の学会で発表する。学会発表での質問をもとに実験Bをおこなって、来年度早々には論文を……」と、より長期的な計画をたてることも可能となります。したがって展望記憶は、ワーキングメモリーと同様、今の社会生活、特に学業や仕事の上では必須の能力と言えましょう。大学生になって、スケジュール管理に四苦八苦する学生が多いのは、展望記憶が十分発達していないせいかもしれません。

さらに若者の認知特性として危険を冒す傾向、すなわちリスクへの認識能力の問題があります。リスクを冒すということは裏を返せば、チャレンジ精神旺盛とも言えるのですが、これはこの青年期の判断能力の未熟さを反映しています。海外の大規模調査においても（77ヶ国、約15万人が参加した調査）、**危険を冒す傾向（リスクテイク）は青年期にピークがあり、以後年齢を重ねるとともに減少**していくことが証明されています。[21] 具体例を挙げると、「キャンパスリスク」の項でも言及しましたが、大学生を含む若者の交通事故は他の年代よりも格段に多いのですが、これは車やバイクなどの運転において、単に技能的な熟練度だけでなく、危険に対する認識が甘いことと関係しているといわれています。またこのようなリスクテイクの傾向は、特に「仲間」といるときほど強くなることが、心理実験で明らかになっています。[22] 最近、ＳＮＳで自分の違法行為を動画にアップする若者がメディアで紹介され、社会問題になっています。いわゆる「炎上」という状態ですが、このような動画は一人で撮れません。悪ふざけをする「仲間」がいないと、こういった愚かな行為は実行できないのですが、まさにこれが「仲間といるときほど、リスクを冒す」という心理の具体例と言えましょう。「若気の至り」などと言いますが、これは青年期のリスクテイクの傾向を如実に表した言葉ともいえます。

認知機能の次は、大学生の心理状態について説明したいと思います。読者のみなさんは、**「アイデンティティ（identity）」**という言葉を聞いたことがありますか？　日本語に訳すと「自己同一性」という意味なのですが、簡単に言えば「自分とは何かを十分理解する状態」です。青年期にはこのような「自分とは何か」という問いに直面し、これを克服する（あるいは、克服したと思い込む）ことで、大人になっていきます。「自分とは何か？」という問いは、何だか哲学的な質問だな、と思われるかもしれませんが、読者のみなさんも学業や仕事、人間関係でつまずいたときに、このような問いを自分自身に投げかけるはずです。たとえば、中学までエースで4番をはっていた野球少年が、野球の名門高校に入学した途端ベンチに入ることすらできない……、なんて場合が好例でしょう。このとき、「野球が得意だった自分とは何だったのか？」「自分なんて普通だ」「野球がなくなったら、自分には何も残らない……」などと、自分の存在価値を否定してしまいます。ほかにも、長年つき合い相手に尽くして来た女性が、突然彼氏より別れを切り出された場合、「一体、私はあなたの何だったのよ？」「今までの私の時間を返して！」などと思うのも、ある意味、アイデンティティの問題に直面していると言えます。このように、アイデンティティ（自分らしさ）の揺らぎ、疑問、振り返りは、挫折体験で起こりやすいのですが、**大学生におけるアイデンティティの問題は、挫折というよりは、むしろ成人・社会人へレベルアップするための通過儀礼**のようなものかもしれません。大学生がしばしば直面するアイデンティティの問題は、「自分は何をやりたいのか？」という問題を発端に、「そもそも自分とは」という考えに発展するのが典型です。これは「第2章　2　大学生の悩み」でも紹介しましたが、「卒業後にやりたいことが見つからない」と答えた学生が4割を占めることからもわかるように、多くの大学生が「とりあえず大学に入学」という発想から、大学進学を決断するためと考えられます。要は、「社会人として自立する」という決断を先送りするためのモラトリアム（猶予）を求めて入学することが原因なのではないでしょうか。しかし、いざ大学に入学すると、「どの講義をとる？」「専門はどうする？」「配属先の研究室は？」「どの会社に就職するか？」という現実的かつ重要な選択が容赦なく迫ってくるわけです。この状況に直面してようやく「どうしよう」と困惑し、そこで「自分には何が合っているんだ？」「自分って何がしたいんだ？」という疑問から、「そもそも自分とは……」と本質的な問いを自分自身に投げかけます。このような大学生の悩みに対して家族としては、「そんなこと誰でも思う」とか、「もっと早く相談してよ」などと思いたくなりますが、実はこのアイデンティティ形成の問題は、親の影響も少なからずあるそうです。母子間の関係性とアイデンティティへの影響についての研究によると、大学生のアイデンティティの達成には、発達初期の母親の基本的信頼感と自律性が大きく影響することがわかりました[23]。基本的信頼感とは、心理学者であるエリクソンが提唱した概念で、育ててくれる親への人格的な信頼感を通し、自分がこの世に存在することを肯定的に捉え、人生は生きる意味や生存する価値がある、という感覚を示します。また自律性とは、同じくエリクソンによると、自分自身をコントロールすることをさします。母親だけでなく、父親の存在も子どものアイデンティティ形成に重要です。現代社会は「父親なき社会」などと言われることもあり、父親の存在感は以前よりも希薄になりつつありますが、子ども（特に男子）にとって父親は社会でどのように立ち振る舞うべきかを示す規範となります。子どもは父親の存在を感じ、その振る舞いを参考にしながら自立したアイデンティティを獲得しますが、これに失敗すると幼児期からある万能感や自己顕示性がそのまま残り、理想と現実の間に大きなギャップが生じます。その結果、社会や人生に対して否定的な見方が植えつけられ、投げやりで無気力な状態を生み出しやすくなります。(24) もちろん、親子関係ですべて説明がつくとは言いませんが、学生本人がアイデンティティについて問題を抱える場合、多少なりとも親の影響がある可能性は否定できず、すべて本人の考え方や性格の問題と捉えてしまうのは、少々酷であると感じます。

青年期の心理状態の変化について、もう1つ言及したいのはパーソナリティの変化についてです。パーソナリティは、日本語に訳すと「人格」を表す言葉であり、その人の「人柄《ひとがら》」を意味します。パーソナリティを分析する際、さまざまな要素に分けることがありますが、その代表的なものとして**「ビッグ・ファイブ（Big Five）」**というモデルがあります。これは個々人のパーソナリティを外向性（extraversion）、協調性（agreeableness）、誠実性（conscientiousness）、神経症傾向（neuroticism）、開放性（openness）の5つの要素に分けて全体構造をとらえる考え方です。もう少しそれぞれについて説明を加えてみましょう。外向性は「積極性」「社交性」「明るさ」を反映する要因であり、この傾向が強い人は、一般的に集団行動を好み、興奮性で自己主張をすることが大好きなタイプです。逆にこの外向性が低い場合、つまり内向的である人は、一人でいることを好み、控えめで内省的であります。協調性は、周囲とうまく協力し合うという意味合いも含まれますが、むしろ「共感性」や「配慮」「思いやり」の尺度と言えます。協調性が低いと、周囲に無関心で冷淡な態度をとりやすくなります。次に誠実性ですが、これは「勤勉」「責任感」「計画的」「良心」などを反映する尺度であり、感情や行為を自らコントロールする傾向といえます。この誠実性が低い人は、感情的になりやすく、気まぐれで、無責任な傾向を示します。神経症傾向は、不快な刺激に対する反応の強さを示し、この傾向が強い人は不安や緊張、イライラを感じやすくなり、逆にこの傾向が低い人は感情が安定して、悩みやストレスを感じることが少ないタイプです。最後に開放性ですが、これは「知的好奇心」や「想像力の豊かさ」、「芸術的感受性の高さ」を表す指標です。この傾向が低い人は、保守的で変化を嫌い、また物事を決められた通りに進めることを好む傾向があります。このビッグファイブのうち、**青年期から成人期以降も強まるのは、「協調性」と「誠実性」であり、逆に弱まるのは「神経症傾向」**だそうです。これは、大人になって仕事をするようになれば、周囲とうまく協力できること、そして物事を計画的に責任感をもってやることが求められるため、ある意味当然の結果ともいえます。また神経症傾向が弱まるのは、さまざまな経験を経て、ストレスへの耐性、我慢強さ、問題解決能力などが増すためと考えられます。言いかえれば、「社会の荒波にもまれ、たくましくなった」ということなのかもしれません。

以上、大学生の「脳と心」について、神経学や心理学の視点から説明してみました。ご覧になったように人間の脳は、大学生の間も少しずつ成長し、卒業を迎えるころにようやく成人と同じ構造となるわけです。また、脳の成長とともに心と強く結びつく認知機能や心理状態も変化し、社会で生きていく準備をしていきます。この章の冒頭で、自分のお子さんに対して「外見は大人なのに中身はまだ子どもっぽい……、なんて感じることはありませんか?」と質問しましたが、なんとなくその理由はわかったでしょうか。**実際、大学生の中身(脳と心)はまだまだ大人になりきっていないのです。**

第3章

大学生がかかる精神疾患

精神疾患の患者数は年々増加しており、今や400万人に届く勢いです。400万人というと、日本の全人口の約3%に過ぎず、そこまで大きな数字には感じないかもしれません。しかし、この数字は「病院で治療を受けている人の数」なので、**病院にかかっていない「隠れ患者」も多くいる**と考えられています。もう1つ別の数字を示しましょう。2013〜2015年に日本でおこなわれた「精神疾患の有病率等に関する大規模疫学調査研究：世界精神保健日本調査セカンド」という疫学調査があります。この調査によると、精神障害の生涯有病率（一生のうち、一度は精神疾患にかかる確率）は、22・7%（男性28・4%、女性17・4%）という結果でした。[12] つまりこの数字は、一生涯のうち5人に1人は精神疾患にかかる可能性がある、ということを示しています。ちなみに同調査によると、大学生を含む若者（20〜34歳）の12ヶ月有病率、つまり1年間で精神疾患にかかる割合は、気分障害（うつ病など）が5・7%、不安障害が3・7%、物質関連障害（アルコール依存症）が3・3%であり、このうちのいずれかの精神障害に罹患する割合は11・0%でした。つまり、1年間で若者の10人に1人は精神疾患に罹患することになります。ちなみに大学生をもつご両親の年齢に相当する45〜54歳の12ヶ月有病率は6・2%という結果でした。これらの数字から、**大学生世代の人は、そのご家族の世代よりも約2倍の確率で精神疾患に罹患する**ことが言えます。「1年間で10人に1人の若者が精神疾患にかかる」「親の世代よりも若者世代のほうが、2倍近く精神疾患にかかりやすい」と聞くと、ちょっとお子さんのことが心配になりませんか？　そこで本章では、大学生がかかりうる精神疾患について具体的に説明していきたいと思います。なお、提示する症例はモデルとなった学生はいますが、あくまで架空の症例であることをご理解ください。

１　適応障害

【症例】Ａ君。19歳男性。文系学部生。某県の大都市出身。１浪して某国立大学に入学。充実した大学生活を夢見ていたが、大学キャンパスが自然に囲まれた田舎で、生活に不便さを感じていた。授業には出席していたが、「大学の選択を間違えた」と後悔するようになり、不眠、吐き気、不安感などを訴えて大学の保健管理センターを受診した。睡眠を確保するために、睡眠薬であるブロチゾラム０・25ミリグラム／日を処方したところ、睡眠状態は速やかに改善。同時に吐き気や不安感も軽減した。２年次から都市部のキャンパスで授業が始まることをきっかけに、吐き気や不安感などの症状は完全に消失した。

【解説】この学生さんは都会育ちで、入学早々、自然豊かな環境に戸惑いをみせていました。たとえば、「窓を開けると虫が飛んでくる」とか「肥料の匂いがする」など、田舎ではよくある現象にカルチャーショックを受け、なかなか新しい生活環境に馴染むことができません。環境への適応に困難が生じ、文字どおり「適応障害」という状態に陥ったわけです。**「適応障害」とは、ストレスとなりうる原因（ストレス因子）によって、心身に著しい苦痛をおこし、その結果、日常生活に機能障害をきたすこと**をさします。具体的な症状は大きく分けて3つに分類されます。1つ目は心理面で、不安、緊張、抑うつ、焦燥（イライラ）などの症状が生じます。2つ目は身体面で、不眠、食欲低下、動悸、めまい、消化器症状（口渇、吐き気、腹痛、便秘、下痢）、倦怠感、疲労感、頭痛、生理不順などが挙げられます。3つ目は行動面の障害であり、遅刻・欠席、学業不振、飲酒、ギャンブル、自傷、犯罪行為など、多岐にわたります。身体面の症状に関しては、本人も治療を求めて内科を受診しますが、検査をしても「原因不明」と言われ、とりあえず「自律神経失調症」などと診断されることがあります。

適応障害の各症状は、ストレス因子の強さや種類によって異なります。ここで紹介したA君の場合、本人にとっては初めての経験となる「田舎の環境」が、まさにストレス因子です。A君ほどではありませんが、大学生の多くが1年次に「生活環境の変化」で苦労をします。それは、「はじめての一人暮らし」という大きな環境変化です。今まで勉強と部活さえしておけばよかったのでしょうが、これに加え自炊、掃除、公共料金の支払いなど自分の生活を維持する必要が出てきます。中には「毎朝、親に起こしてもらっていたので……」と、1限目の授業に出席できない学生もいるぐらいです。大学生が適応障害となる原因（ストレス因）は、このような日常生活の変化だけでなく、学業、就活、人間関係、経済状態、疾病などが挙げられます。具体的には、前述「第2章 3 メンタルヘルスに影響するキャンパスリスク」で紹介したキャンパスリスクはすべて適応障害の原因となりえます。

また、ストレスを受けとる個々人の性格や体質によっても、症状の種類や発現頻度は異なります。適応障害をはじめとする精神疾患の発病は、遺伝や本人の生育歴など、さまざまなバックラウンドが影響しますが、最近ではストレスに対する抵抗力をさす、**「レジリエンス」**という概念が重要と言われています。レジリエンスは、もともと「回復力」「弾性」を表す物理学の用語であり、心理学の領域においては「極度の不利な状況に直面しても、正常な平衡状態を維持することができる能力」と定義されています。つまり、精神的な「打たれ強さ」とか「タフさ」を意味すると考えると良いでしょう。Haglundらによると[25]、心理的レジリエンスを規定する因子として、①前向きな姿勢（楽観主義とユーモア）、②積極的な対処（解決策を自分で模索する、恐怖と向き合い感情をコントロールする）、③認知面における柔軟性（逆境の中でも、意義や価値を見出せる）、④倫理観（信仰を含む人生の指針）、⑤運動（定期的な身体活動）、⑥社会的支援（信頼できる相談相手）の6つを挙げています**（表3）**。このような因子がストレスへの抵抗性を高め、適応障害をはじめとするさまざまな疾患を遠ざけます。これら6つの因子をながめて、「すぐには実践できない……」と思われるかもしれませんが、5の「運動」ぐらいは今からでも

表3　レジリエンスを規定する因子

1.	前向きな姿勢：楽観主義とユーモア
2.	積極的な対処：解決策を自分で模索、恐怖と向き合い感情をコントロール
3.	認知面における柔軟性：逆境の中でも、意義・価値を見いだせる
4.	倫理観：人生の指針（信仰、信念、信条など）
5.	運動：定期的な身体活動
6.	社会的支援：信頼できる相談相手

Haglund ME, Dev Psychopathol, 2007 より

始められそうですよね？　自分のお子さんのことを、「ちょっと打たれ弱いな……」と思うようであれば、まずは運動を勧めてみるのも良いことかもしれません。

適応障害の症状は、ストレスとなる原因がなくなれば速やかに消失します。このため**適応障害は半年以上続くことは、ほとんどありません**。もし心身の不調が長引くようでしたら、他の疾患を疑います。A君の場合、睡眠の確保と、便利のよい都市部への転居によって症状は消失しました。また症状自体も比較的軽度で、学業に大きな支障をきたすほどではありません。このように、ストレス因からの解放後、速やかに症状が改善した点も、このケースが「適応障害」であったことを支持します。しかし、もしA君が数年の間、田園風景の広がる環境にいたら、どうなっていたでしょうか……。実は、ストレス因子が長期間存在した場合、適応障害から「うつ病」に発展することがあります（うつ病については、後の項目で説明します）。したがって、**「適応障害」を軽い疾患と侮って放置すると、大変な状況に陥る可能性がある**のです。

【数字】大学の保健管理センターにメンタルのことで相談に来る学生の多くが、実はこの「適応障害」に該当します。実際、２０１５年の九州大学の調査では保健管理センターに相談に来る学生の52％が「適応障害」を含むストレス関連・神経症（ＩＣＤ－10という分類コードではＦ４）となっています。[26]また全国の国立大学が実施している、「大学における休学・退学・留年学生に関する調査　第37報（平成26年度調査結果）」を見ると、休学理由となる精神障害の内訳は、適応障害を含むストレス関連・神経症の割合が32・４％を占めており、また退学理由においては35・８％という結果でした。[27]このように、大学時代に「適応障害」となる学生は数多く存在するのです。

ところで適応障害にかかった人は、将来的にどうなるのでしょうか。病気にかかった人について、その経過と結末に関する見通しを「予後」と言います。先にも触れたように、一般的に適応障害は半年以上続くことはめったにないと言われていますが、実は適応障害の予後をしっかり調べた研究は少ないのです。適応障害に関する予後調査について、いくつか数字を挙げると、**71％の適応障害の患者は5年後にはいかなる精神疾患の診断基準も満たさない**そうです。また、ほかの追跡調査においても、入院時に適応障害と診断された患者の入院期間と再発率は、他の精神疾患と比べて有意に低いことがわかりました。このように、適応障害はほかの疾患と比べても重篤ではありません。しかし、適応障害の患者さんが自殺未遂を起こす頻度は５％だそうです。特に、若者の自殺者を対象とした研究によると、適応障害が28%を占めるとの報告もあります。このようにほかの疾患と比べて、予後は比較的良いかもしれませんが、過小評価をしてはならない疾患なのです。

【治療について】「適応障害」は症状も比較的軽いため、少量の処方と環境調整で劇的に改善することが多い疾患です。処方は「適応障害」によって生じたさまざまな症状に応じて対症的治療されます。たとえば不眠に対しては睡眠薬が処方されます。余談ですが、睡眠薬について「導眠剤と睡眠薬は、どう違うか?」とか「睡眠改善薬って何?」などと質問を受けることがありますが、導眠剤とは睡眠導入剤をさし、一般的に医師の処方がないと処方されません。一方、睡眠改善薬は市販されている薬剤であり、薬局に行けば処方箋なしで購入できるものです。睡眠薬は、これら睡眠導入剤と睡眠改善薬の両者を含む、広い概念と考えてください。また不安症状が強い場合は、抗不安薬を処方します。よく医師が、「軽い安定剤を出しておきましょうか」などと言って処方する場合、おおむねこの抗不安薬が処方されます。また、食欲不振に対しては、食欲を亢進させる目的で抗うつ剤の一種や漢方薬を処方することもあります。軽い症状であれば、いずれも比較的速やかに(1ヶ月以内に)改善の兆しがみられます。しかし、ストレスが長期間続くことで症状が長引くと、いわゆる「うつ病」に発展するケースもあり、その場合には抗うつ剤を投与することもあります(次の項目で「うつ病」について説明します)。

【家族へのアドバイス】「適応障害」はストレスの原因さえ取り除けば症状は消失するため、薬は必ずしも必要ではありません。学生が抱えるストレス＝悩みについては「第2章 2 大学生の悩み」で示した内容が該当すると思いますので、それぞれの悩みに応じた解決法を教示することで、気持ちが随分と楽になります。しかし、**症状を早めに軽減したければ、薬の力に頼ったほうが良い場合もあります**。特に症状が長引く場合は、前述のように「うつ病」に発展する危険があるため、抗うつ剤や抗不安薬の使用を勧められることもあります。治療方針については、本人の希望と医師の勧めによって決めたほうが良いでしょう。

2 うつ病

【症例】B君。22歳男性。理系学部生。現役で某大学に入学。元来真面目な性格であり、授業やゼミに欠かさず出席していた。大学3年生の終わりごろから就職活動を始めたが、なかなか内定がもらえず、気がつけば7月になっていた。就活と並行しておこなっていた卒業論文の研究も、実験機器のトラブルなどでうまくいかず、気が重い日々が続いた。8月に入ってから、不眠、食欲低下、集中力低下、易疲労感が出現。9月になったが1社も内定が得られず、周囲に「死にたい」と漏らすようになった。このため大学保健管理センターを受診した。

【解説】「うつ病」については、みなさんも何となくイメージがわく疾患だと思います。たとえば、「元気がない」「気分が晴れない」「仕事がはかどらない」など、ざっくりとした印象はおありでしょう。しかし、医療の現場では、うつ病を「印象」や「直感」のみで診断することはありません。**精神科医が「うつ病」を診断する際、実は明確な基準を参考にしています**(28)**（表4）**。このようにうつ症状に関わる症状が複数同時に存在し（症候群とよびます）、かつまとまった期間に（ほぼ）毎日これらの症状を認めるのが「うつ病」なのです。B君の場合、抑うつ、不眠、食欲低下、集中力低下、易疲労感、希死念慮の6つの症状が1ヶ月以上続いているため、うつ病の診断基準を十分満たしています。B君の場合、ストレス因子（就活の失敗、研究のつまずき）によって心身に不調をきたしたため、発病までの過程は前述の「適応障害」と同じです。しかし、ストレス因子に長期にさらされる場合は、本症例のように適応障害からうつ病に進展します。ストレス因子が長引いたり、強まったりすると希死念慮（死にたくなる）が出現し、自ら死を選ぶこともあります（これは後の「第3章 10 自殺の問題」で詳細を述べたいと思います）。また、**表4**に記載した症状以外にも、めまい、頭痛、腹痛、吐き気、動悸などの身体症状をともなうこともあります。逆に、**表4**の診断基準に示している症状よりも、身体症状が前面に出ることもあり、これを「仮面うつ病」と呼びます。

「うつ病」の原因は完全には解明されていませんが、体質や脆弱性といった遺伝的要因や、身

表4　うつ病の症状

1. 抑うつ気分	ほとんど一日中、毎日のように気分が晴れない。
2. 興味・喜びの減退	ほとんど全ての活動において興味がわかず、喜びを感じない。
3. 食欲の低下または増加	食欲がない、あるいは食べ過ぎてしまう。
4. 不眠または過眠	眠れない、あるいは寝すぎてしまう。
5. 焦燥または制止	イライラして落ち着かない、あるいは思考や動作が緩慢になる。
6. 易疲労感	疲れやすい、休んでも疲れが抜けない。
7. 無価値感と罪責感	自分を役立たずな存在と思う、病気になった自分を責める。
8. 集中力の低下または決断困難	注意散漫になり仕事や勉強に集中できない、あるいは自分で物事を決めきれない。
9. 希死念慮	死にたい、消えたいと思う。死ぬ準備をする。

上記症状が同じ2週間のうち、5つ以上同時に存在し、かつそのうち少なくとも1つは項目1または2を含むと、「うつ病」と診断される。

DSM-5 精神疾患の診断・統計マニュアル（日本語版）抑うつ障害群、日本精神神経学会、医学書院、2014より（一部修正）

体的要因（加齢、妊娠、慢性疾患）、そして環境要因によって生じるストレスが関係すると言われています。ところで「適応障害」と「うつ病」の違いは、診断基準以外に何があるでしょうか？　我々精神科医が「適応障害」と「うつ病」の違いを明らかにするために、「心がうつ」とか「脳がうつ」という言い方で説明することがあります。誰でも精神的ストレスがかかると気分が滅入り、それに付随して、抑うつ感、意欲低下などさまざまな症状が出現します（＝心がうつ）。ここまでは「適応障害」の範疇なのですが、その状態が長引いたり、また病理が深いと脳自体の元気がなくなります（＝脳

図4　うつ病と神経伝達物質

セロトニン
リラックス
ノルアドレナリン
集中・意欲
ドパミン
快楽

がうつ）。この**「脳がうつ」の状態が「うつ病」**なのです。それでは「脳がうつ」というのはどういうことなのでしょうか。それは脳内の神経伝達物質が長期間不足し、脳が機能不全を起こしている状態を指します。脳がうつ状態に陥ると、セロトニン、ドパミン、ノルアドレナリンと呼ばれる神経伝達物質が脳の中で不足します。それぞれの神経伝達物質は人間の精神活動を支える重要な役割があり、セロトニンはリラックス効果、ドパミンは快楽、ノルアドレナリンは意欲を生みます（**図4**）。つまり、うつ病においては、セロトニンが低下することで不安が高まり、ドパミンが減少することで楽しむことができなくなり、ノルアドレナリンの不足でやる気が起きないわけです。神経伝達物質で「うつ病」のメカニズムをすべて説明できるわけではありませんが、うつ病が「気の持ちよう」なんてものではないことを是非理解してください。

【数字】ＷＨＯによると、うつ病患者数は全世界で3億人を上回り、さらにうつ病が原因で年間80万人が自殺しているとされ、国際的にも大きな問題となっています。一方、日本におけるうつ病患者を含む気分障害の患者数は、平成29年度で１２８万人だそうです。この数字は医療機関を訪れる患者数であり、実際に治療を受けていないケースを含めると、５００万人を超えると言われています。つまり、**日本には「隠れうつ病」が４００万人近くいる**、ということなのです。本章の冒頭でも引用した、「精神疾患の有病率等に関する大規模疫学調査研究：世界精神保健日本調査セカンド」という疫学調査によると、20～34歳の若者世代における大うつ病性障害（うつ病）の12ヶ月有病率は４・６％だそうです。つまり1年で20人に1人は「うつ病」になる可能性があるのです。また同様に先ほど紹介した「大学における休学・退学・留年学生に関する調査 第37報（平成26年度調査結果）」を見ると、うつ病を含む感情障害は、休学理由となる精神障害の48・１％を占め、退学理由においては36・７％という結果でした。病気が原因での休学理由の約半分、そして退学理由の４割を「うつ病」が占めますので、大学生にとってうつ病対策がいかに重要かがわかると思います。

次にうつ病と自殺に関する数字を示します（自殺全般についての数字は、後の「第3章 10 自殺の問題」で詳しく説明します）。うつ病と自殺に関する研究報告は古くからあり、ある意味確立した研究となっています。たとえば、自殺者と生前関係のあった人（家族、友人、知人、主治医）から故人の情報を聞きとり、自殺する直前の心理状態を推測する「心理学的剖検」という手法があります。この心理学的剖検によって、生前の自殺者が精神疾患であったかを検討したところ、なんと**自殺者のうち87・3%がうつ病**だったそうです[29]。また、アメリカでの調査によると、うつ病患者が一生涯のうち自殺を完遂する確率は全体で3・4%(男性が7%、女性が1%)だそうです。さらに一般人口と比較した場合、うつ病における自殺率は20倍以上あると指摘されています[30]。このように数字をあらためて見ると、うつ病と自殺の間には密接な関係があることがわかると思います。

【治療について】うつ病治療の三本柱は、「休養」「薬物療法」「精神療法(カウンセリング)」です。この中で、特に重要なのは「休養」です。うつ病になると、勉強や仕事を今まで通りすることは困難になり、できないことに対して自己嫌悪に陥る……というまさに悪循環の状態となります。この際に重要なのは、あれこれ考えず、すべてをあるがままに任せることなのです。つまり、「とりあえずそれはこっちに置いておいて……」と、治療に専念することがうつ病治療における「極意」と言えます。このため我々精神科医は、うつ病患者に対して、休養中は仕事や勉強から離れ、なるべく「省エネモード」で過ごすよう指導しています。休養中の過ごし方として、みなさんが誤解しやすい点を指摘します。ときどき周囲の人たちが「気分転換」と称し、**旅行など外出を促すことがありますが、これは休養初期においては逆効果**です。うつ病の人の多くは、こういったお誘いを断ることができず、無理をして旅行につきあうことがあり、かえって症状を悪化させます。治療がある程度進み、症状が7~8割回復した段階で、主治医とよく相談の上で旅行に行くかを決めたほうが良いでしょう。また運動についても誤解があります。もちろん軽い運動はうつ病治療に効果的なのですが、旅行と同様に休養初期はやめたほうが良いでしょう。うつ病患者さんの中には、「早く病気を治さないと……」とプレッシャーを感じ、無理をしてでも運動しようとする人がいます。しかし、体調が悪いため運動を続けることができず、容易に自己嫌悪に陥り、うつ症状を悪化させます。無理をせず、**本人が退屈感を感じ、「何かしてみようか」と思うようになってから、運動を始めたほうがよい**でしょう。

次に「薬物療法」について説明します。適応障害と異なり、うつ病は「脳がうつ」という状態なので、不足している神経伝達物質を補うことが必要です。【解説】でご紹介した、セロトニン、ノルアドレナリン、ドパミンを脳内で増やす薬剤は、「抗うつ剤」として全世界で使用されています。昔の抗うつ剤は副作用が強く、せっかく治療を受けても途中でやめてしまう患者がたくさんいました。しかし、近年の抗うつ剤は副作用も少なく、うつ病への効果も十分あります。抗うつ剤は内服してもすぐに効果は現れません。**抗うつ剤の効果が現れるのに、おおむね10日から2週間かかり、ゆっくりとうつ症状が軽減**していきます。抗うつ剤による治療期間ですが、十分回復するまでに最低でも４ヶ月はかかるといわれています。抗うつ剤で誤解があるのは、「薬を飲み始めるとやめられない」という噂です。アメリカの精神医学学会のガイドラインでは、初発のうつ病に関しては寛解（症状がほぼなくなった状態）して６~９ヶ月後には、抗うつ剤を中止できるとあります（ただし、ゆっくりと減らす）。もちろん抗うつ剤を含む「お薬」にはリスク、つまり副作用もあるため、「万能」というわけではありません。特に若い人に抗うつ剤を投与すると、アクチベーションシンドロームと呼ばれるイライラや衝動性が高まる状態になる可能性があります。さらに、抗うつ剤によって希死念慮が高まる可能性も示唆されており、このため日本では24歳以下への抗うつ剤の投与については、リスク（危険性）とベネフィット（利益）を考慮するよう注意書きがしてあります。

次に「精神療法（カウンセリング）」について説明します。精神療法とは、医師またはカウンセラーが、会話を通して患者の思考、情緒、行動に変化をもたらす療法をさします。ちなみに精神科医がおこなうものを精神療法、カウンセラー（心理士）がおこなうものを心理療法と呼びますが、原則同じものといって差し支えはないでしょう。精神療法にはいろいろなやり方がありますが、基本的には支持的精神療法という方法をもとに診療を進めます。支持的精神療法とは、患者さんの話をよく聞き、不安や悩みを理解して支える治療法です。支持的精神療法で重要なのは、治療者（医師）の価値判断（良い、間違っているなど）はおこなわず、あくまで相手の気持ちに寄り添うことと言われています。もう1つ、うつ病治療で有用な精神療法として「認知行動療法」があります。現在おこなわれているうつ病に対する認知行動療法は、アメリカのベック博士が1970年代に開発したものがベースとなっています。詳細を本書で紹介することは難しいので、概略のみを説明します。**認知療法は、我々が普段生活している中での物事の受け止め方、すなわち「認知」を矯正する治療法**です。たとえば、大学でサークル仲間に挨拶しても返事がなかったときに、「きっと彼（彼女）は私のことを嫌っている」とネガティブな考えが自動的に浮かびます。しかし冷静に考えると、十分な根拠がないのに一度のことで結論を出してしまう……というのは合理的ではありませんよね？　このような非合理的で間違った思考パターンに陥る傾向を「スキーマ」と呼び、認知行動療法はこのスキーマを修正することを主眼としています。具体的な流れですが、原則として30分間の面接を週に1回、16～20回（セッション）実施します。この十数回のセッションのうち、2、3回のセッションごとにそれぞれ目標があり、病気の理解、動機付け、治療目標の設定、気分・自動思考の同定と検証、スキーマの同定、再発予防などに分けられています。詳細に関してはすでに数多くの書籍がありますが、厚生労働省がインターネット上で、患者さん向けに認知行動療法について紹介していますので、興味のある方は、まずはこのサイトをご覧ください[31]。もし自分に合いそうであれば、認知行動療法を実際におこなっている医療機関に相談してみましょう。

【家族へのアドバイス】うつ病は実際になった人でないと、その辛さはなかなかわからないと言われています。このため、ご家族の何気ない言葉が学生を追い詰めることがしばしばあります。一般的に、うつ病患者への励まし、特に「頑張って」という言葉は「ＮＧワード」と言われており、家族も「どう声をかけていいやら……」と途方に暮れることもあると思います。その結果、中には「刺激してはダメ……」と過剰に警戒し、お子さんとまったくコンタクトをとらなくなるケースもありますが、これは大きな誤解です。家族があれこれ口出しすることはやめたほうが良いのは確かなのですが、温かく見守り、「何があっても、あなたの味方だよ」というサインを送り続けることが肝要です。また薬物療法についてですが、ご家族によっては「精神科のお薬」に対する偏見が強く、内服に否定的な意見を述べる方もいらっしゃいます。さまざまな考えはおありでしょうが、**基本的には本人の考えを尊重し、また専門家である主治医の指導を受け入れることをお勧めします。**学生本人も家族から「そんな薬を飲んで……」と批判的な目で見られると、精神的に負担となることは想像に難くないですよね？　どうしても治療方針に納得ができない場合は、セカンドオピニオンを求めることが可能ですので、**「お薬による治療」を頭から否定しないでください。**

3　躁うつ病（双極性障害）

【症例】C君。24歳男性。理系大学院生（修士課程）。元来社交的であるが、融通のきかない性格であった。高校時代に受験ストレスのため抑うつ状態となり、近医精神科クリニックに通院したことがある。某年秋、修士論文作成のため実験を深夜までおこなっていたが、あるときを境に「眠らなくても平気」な状態となった。1日3～4時間程度の睡眠でも頭は冴え、研究も以前よりも捗《はかど》るように感じた。その一方、普段にも増してよく喋り、馴れ馴れしい態度が目立つようになった。同じころから、周囲に対して過干渉気味になり、研究室の学生と些細なこと（実験器具の扱い方、ルールなど）で口論になることがしばしばあった。ある日、指導教員に相談もなく業者に数十万円の高価な実験用資材を注文した。指導教員が厳しく注意したところ、「すばらしいアイデアが浮かんだ」「自分の研究は1億円の価値がある」などと悪びれる様子もなく、自らの行為の正当性を主張した……。

【解説】 前述の「うつ病」は元気がなくて困る病気です。一方、**「躁うつ病」の「躁」とは元気が良すぎて困る病気**です。つまり躁うつ病とは、うつ病の「元気のない状態」と「元気が良すぎる状態」を繰り返し起こす、両極端な状態を呈する疾患なのです（だから「双極性障害」と呼ばれるのです）。「元気が良すぎて困る？」と首をひねる方もいらっしゃるかもしれませんが、この症例のように「元気が良すぎて、周りに迷惑をかける」ということが問題なのです。躁状態の時、本人の気分はハイになっており、幸福感、万能感に満ちています。したがって、自分自身が病気であり、周囲に迷惑をかけていることなどまったく理解できません。自分が病気であることが理解できない状態を、**「病識の欠如」**と言いますが、躁状態の患者の多くが病識を欠如しています。

表5　躁病の症状

症状	具体例
1. 自尊心の肥大、または誇大	自信過剰、横柄な態度を取る、ときに誇大妄想に発展。
2. 睡眠欲求の減少	普段より短い時間の睡眠でも十分休めたと思う、3時間睡眠でも平気。
3. 多弁、喋り続けようとする切迫感	普段よりお喋り、早口、声が大きい、話をさえぎることが困難。
4. 観念奔逸、いくつもの考えがせめぎ合う体験	話が脱線する、アイデアが次から次へと浮かびせめぎ合う。
5. 注意散漫	注意が容易に逸れて1つのことに集中できない。
6. 目標指向性の活動の増加、精神運動焦燥	仕事や勉強に異様に熱中するが無計画、落ち着きがない。
7. まずい結果になる可能性の高い活動に熱中すること	ギャンブル、薬物の乱用、買い物依存、投資、性的乱脈。

少なくとも1週間ほぼ毎日、異常にかつ持続的に気分が高揚し、開放的または易怒的となる。加えて異常にかつ持続的に活動性が亢進する。この間、上記7つの症状のうち3つ以上を認める。

DSM-5 精神疾患の診断・統計マニュアル（日本語版）双極性障害および関連障害群、日本精神神経学会、医学書院、2014 より（一部修正）

C君の場合も、調子は今までにないほど絶好調であり、また素晴らしいアイデアを実現させるという大義名分があるため、何が悪いのかさっぱりわかりません。

うつ病と同様に躁状態についても**表5**のような診断基準があります[32]。この診断基準の中で、特に大学生が気をつけるべき症状として、**「まずい結果になる可能性がある快楽的活動への熱中」**が挙げられます。たとえばクレジットカードを作って、欲しいものをたくさん買って返済に困ったり、また複数の異性と交際して問題を起こしたりなど、本人の社会的信用を失墜させる行為に及ぶことがあります。最近では、スマホゲームで「課金」をしすぎて10万円以上も浪費したケースなど、新しい問題が生じています。

ところで躁うつ病（双極性障害）には大きく分けて2つのタイプがあります。ひとつはⅠ型、もう1つはⅡ型です。Ⅰ型ははっきりとした躁状態を一度でも経験した場合であり、Ⅱ型は軽躁（軽い躁状態）とうつ病のエピソードをそれぞれ一度でも経験した場合をさします。前者は症状が派手なため周囲から気づかれやすいのですが、後者はあまり目立たないため、本人も「最近ちょっと調子がいいかも」と思う程度で、病識が芽生えません。このためなかなか治療に結びつくことができず、この点においては、Ⅱ型のほうがⅠ型よりも治療が難しいと言えます。

【数字】アメリカの調査によると、人口の約1・0％がⅠ型の双極性障害（躁うつ病）、1・1％がⅡ型の双極性障害に罹患するそうです。また躁うつ病の診断基準を満たすわけではないのですが、それに近い症状をもつ人は2・4％に及ぶそうです[33]。大学生における頻度ですが、残念ながら若者の有病率については、十分な調査がおこなわれていません。躁うつ病の約半分のケースは25歳以前に発病し、最初は「うつ病」として治療されることが多いそうです。躁うつ病という疾患は、躁状態を呈してはじめて「躁うつ病」と診断されるため、若者のうつ病の中に「隠れ躁うつ病」が数多くいることが推定されます。このことが、大学生における躁うつ病の実態把握を困難にしているのです。

また双極性障害の特徴として、再発と寛解（症状がなくなる）を繰り返すことが挙げられます。アメリカの国立精神衛生研究所の報告によると、双極性障害Ⅰ型を長期間調査したところ、平均して1年で5・9回の状態の変化（軽度の躁やうつ状態を含む変化）を認めたそうです。また同じグループが調査したところ、双極性障害Ⅱ型については、1年で平均3・8回の状態変化を起こすそうです[34]。つまり、**躁うつ病は1年で4〜6回ほど、躁状態からうつ状態に陥る**ということです。2〜3ヶ月に一度は症状が再燃する……と考えるとかなりコントロールが難しい疾患であることがわかると思います。ちなみに、双極性障害Ⅰ型とⅡ型の患者が無症状の期間は年の半分程度しかないそうです。つまり1年のうち半年間は、病気の症状に苦しむことになります。

このように再発と寛解を繰り返すと、本人も精神的に参り、自ら命を絶つこともあります。実際、近年の研究によると双極性障害の自殺率は高いことがわかっています。ハーバード大学が651人の患者を約5年間追跡調査したところ、なんと219件の自殺関連行動（未遂と完遂を含む）が認められたそうです[35]。これは年率にして6・1%であり、一般人口の19倍に相当します。またデンマークの大規模研究によると、男性における双極性障害の自殺率（7・8%）は、うつ病の自殺率（6・7%）よりも高いことがわかりました[36]。躁うつ病は、症状がおさまると後遺症が目立たないため、かつて予後良好の疾患と考えられておりました。しかし、さまざまなデータが示すように、**躁うつ病の生命予後は決して良いとはいえず**、長期にわたるサポートが必要な疾患なのです。

【治療について】**基本的に薬物療法が中心**となります。もっとも効果のある薬剤は、気分安定剤である炭酸リチウムです。このほかに抗てんかん薬であるバルプロ酸、カルバマゼピン、ラモトルギン、それから抗精神病薬であるオランザピン、アリピプラゾール、クエチアピンなども使用されます。躁状態が激しいときは、気分安定薬より抗精神病薬を中心で治療し、興奮状態を抑えます。一方、うつ状態が顕著になったときの処方ですが、**基本的には抗うつ剤は使用しません。**理由は、躁うつ病患者に抗うつ剤を投与すると、躁状態になりやすくなるため（「躁転」と呼びます）、かえって症状を悪化させる可能性が高いのです。このため、躁うつ病におけるうつ状態の治療は抗うつ剤ではなく、気分安定剤や抗精神病薬が中心となります。では、躁うつ病の治療はいつまで続ければ良いでしょうか？　先ほどもご紹介したように、躁うつ病は再発のリスクが高く、生涯のうちに何度も繰り返します。ある研究によると、70歳以上まで再発の可能性があると報告されています。つまり、場合によっては一生涯付き合わないといけない疾患なのです。

【ご家族へのアドバイス】いろいろな病気が遺伝することが知られています。たとえば、高血圧や糖尿病は遺伝しやすいことが知られていますが、いくつかの精神疾患も遺伝することがわかっています。特にこの躁うつ病（双極性障害）の遺伝率は高く、一卵性双生児のうち、片方が躁うつ病である場合、もう一方が躁うつ病を発病する確率は80％といわれています。一卵性双生児、つまり遺伝子がまったく同じ個体において8割が発病ということは、**この疾患の原因の8割が遺伝、残りの2割が環境要因**であると言えます。したがってご家族・親戚で躁うつ病の症状と考えられるエピソードをもつ方がいらっしゃるようでしたら、この疾患の可能性を頭に入れておく必要があると思います。躁うつ病の症状のうち、うつ症状の対応は前項の「うつ病」をご参照ください。躁状態の場合、本人はまったく病気と思っていないので、治療の説得になかなか応じないことがあります。まずは安全の確保が優先されるので、躁状態のときは問題行動がおきないように親の目が届くようにしておいたほうが良いでしょう。お子さんが一人暮らしの場合、一旦実家に戻るように説得するか、それが難しいようであれば、しばらく下宿先で親が一緒に過ごす必要もあります。もう1つ重要な対策として、問題行動のために生じる損害を予防することが挙げられます。たとえば躁状態のときにしばしば起こる乱費を防ぐために、一時的に本人からクレジットカードや通帳を取り上げることは有効な対策です。また電話を頻回にかけたり、スマホゲームで課金をたくさんするようであれば、スマホ自体を親が預かることも検討しましょう。

4　統合失調症

【症例】D君。25歳男性。理系大学院生（博士課程）。元来健康で、今までにメンタルヘルスのことで人に相談するようなことはなかった。某年春、いろいろな考えが頭のなかに勝手に浮かぶようになり、そのうち「集合意識」と会話できるようになった。「集合意識」は2～3人で構成されており、それが山の向こうで話し合っている声が聞こえ、やがて自分にも語りかけるようになってきた。同じころから独り言が多くなり、研究室内でも「うるさい」と言われるようになった。指導教員と家族の強い勧めで、学内の保健管理センターをしぶしぶ受診した。

【解説】上記は、あくまでD君目線での経過を記載しています。なんとも奇妙な内容だと思いませんか？　しかし、D君自身はこのような不思議なことをありありと体験しているため、「自分がおかしくなったのでは？」という疑問は少しも芽生えません。これは「躁うつ病」でも説明した、**「病識の欠如」**という状態です。みなさんも夜間夢を見ている間は、その内容がどんなに非現実的でも、それが夢であることがわからず、夢から覚めてようやく「夢だったか……」と気づく体験があると思います。統合失調症における「病識の欠如」は、この「夢の中における現実検討能力の低下」に類似した状態……と説明したらわかりやすいかもしれません。D君も「独り言が多くなった」ということは認めていますが、それが周囲にとっては奇妙に見え、さらに迷惑になるとはまったく思っていません。実際、指導教員や家族に話を聞くと、それは「独り言」というには大きな声で、時には「見えない誰か」に怒鳴り散らしていたそうです……。

D君が体験している不思議な出来事を精神医学用語で**「異常体験」**といい、幻覚や妄想などが含まれます。幻覚とは「対象なき知覚」と言われ、要するに知覚（視覚・聴覚・触覚・味覚・嗅覚）を刺激する「物や現象」が実際には存在しないのに、あたかも「物や現象」があるかのように感じてしまうことです。このD君の場合、「集合意識が話しかけてくる」という体験は、聴覚性の幻覚である**「幻聴」**に該当します。統合失調症における幻聴は自分に批判的なものが多く、「バカ」「間抜け」など嘲笑するものや、「死ね」「殺せ」など過激な内容もあり、患者本人はとても苦しい思いをします。少し話は逸れますが、統合失調症においては、同じ幻覚でも「幻視（見えるはずのないものが見えること）」は珍しい症状です。幻視を訴える患者を我々精神科医が診た場合、普通は薬物中毒を疑います。ただし、幼少期に発病した統合失調症では幻視はまれではなく、「お化けが見える」とか「怖い顔が見える」などと訴えるケースもあります。

　次に妄想について説明します。統合失調症で認める**「妄想」とは、「ありえないことを信じ切り、訂正不能な状態」**をさします。統合失調症の人が抱く「妄想」は、説得、証拠の提示、経験などによって変化することはありません。例を挙げると、「ある巨大組織が、秘密を知った自分の命を狙っている」という妄想をもつ患者に、「その組織って何？」「秘密って何？」「そもそもなんで君がその秘密を知ったの？」と一つ一つ事実確認し、矛盾を指摘しても、「やはり自分は狙われている……」と考えを改めることができません。統合失調症でみられる妄想のパターンとして定番なのは被害妄想です。内容は、「周りの人間が自分を貶《おとし》めようとしている」といった個人的な内容から、「悪の組織が地球を滅ぼそうとしている」など、グローバルな内容まで実にさまざまです。また妄想内容はその時代背景に大きな影響を受けており、たとえば一昔前では、「ラジオやＴＶで自分の悪口を言っている」といった異常体験も、最近では「ネットに悪口が書かれている」「Twitterの内容が抜き取られている」など、その時代にポピュラーなツールに絡めた訴えが多くなります。

また統合失調症においては、言動にまとまりがなく、「なぜこんなことを言うのか（行動するのか）？」と、周囲の人間には理解できないことがあります。たとえば、いずれも私が診ていた患者さんの話ですが、家中のコンセントを全部破壊する人、病院から１００キロ離れた実家に帰ろうとして行き倒れになる人、日本刀で割腹自殺を図りながら「黒い影に切られた」と言う患者などなど、**了解不能なエピソード**をもつ方が数多くいます。このように一見派手な症状がある一方、活動性が低下し、あたかもうつ病のようになる人もいます。しかし、うつ病と違うのは、悲しみといった悲哀感情は目立たず、むしろ感情の動き全体が乏しくなります。これを**感情の平板化**と言います。また統合失調症の患者さんの多くは意欲も障害され、自室や自宅から出られなくなることがあります。このように周囲との接触を拒み、自分の世界に閉じこもる様子を**自閉**と言います。

【数字】不思議なことに統合失調症の生涯発病率は全世界どこを見ても、だいたい１００～１２

0人に1人と言われています。日本では統合失調症の患者数は80万人弱と推定されていますので、おおむね世界の罹病率と同じです。このように統合失調症は数字だけを見ると、ごくありふれた疾患といえます。

発病時期についてですが、統合失調症の多くは10代後半から30代に発病しますが、男女に違いがあるようです。**男性の発病のピークは21～25歳**にありますが、**女性においては25～30歳、そして45歳ごろの2回ピーク**があります。また、女性の47％、そして男性の62％が25歳以前に統合失調症を発病するそうです。つまり**大学生時代は、男女を問わず統合失調症の好発時期**といえます。以前は統合失調症の罹病率について男女に差はないと言われてきましたが、いくつかの研究結果を統合するメタアナリシスという方法で解析したところ、男性のほうが女性より1・4倍ほど多いと報告されています[37]。また男性よりも女性のほうが寛解（全治ではないが、病状が治ること）しやすいことが報告されています。このように統合失調症は、女性に比べて男性のほうが罹患しやすく、かつ重症化する可能性が高い疾患なのです。

ところで、「大学」における統合失調症の頻度はどのようになっているでしょうか。残念ながら「大学生」という観点から、統合失調症の疫学について調査した研究は、日本はおろか海外にもほとんどありません。これは統合失調症の学生が、自ら大学の保健管理センターに相談することが極めて少なく、なかなか実態を摑めないためだと考えられます。大学側が統合失調症と関わりをもつのは、主に学生が休学・退学を申請するときです（病気を理由とした休退学の場合、診断書の提出が求められるためです）。毎年全国の国立大学が実施している「大学における休学・退学・留年学生に関する調査」を参考にすると、**精神疾患を理由として休学する学生の９・０％、そして退学した学生の11・９％が統合失調症**となっています[27]。前述の通り、一般人口における統合失調症患者の割合が１％前後であることを考えると、この疾患を理由として学業を中断または断念する方が、いかに多いかがわかると思います。

【治療について】かつては「人を廃人にしてしまう予後不良の精神疾患」というのが、統合失調症のイメージでしたが、**現在は薬物療法の発展により社会復帰が可能な疾患**となりました。治療薬としてはドパミンという神経伝達物質を阻害する薬剤で、「メジャートランキライザー」と呼ばれる抗精神病薬が使用されています。詳しいメカニズムは解明されていませんが、**ドパミンの過剰が幻覚をはじめとする異常体験を生み出す**ことがわかっており、この**ドパミンの量を抑えると異常体験が消失する**と言われています。最近の抗精神病薬は副作用も少なくなり、統合失調症をもつ患者さんのＱＯＬ（生活の質）も向上してきました。このため統合失調症は、以前よりも軽症化していると言われており、日本における大規模調査においてもこのことが証明されています[38]。

統合失調症の治療の中心となるのは薬物療法なのですが、薬物療法で一番問題となるのが「ア

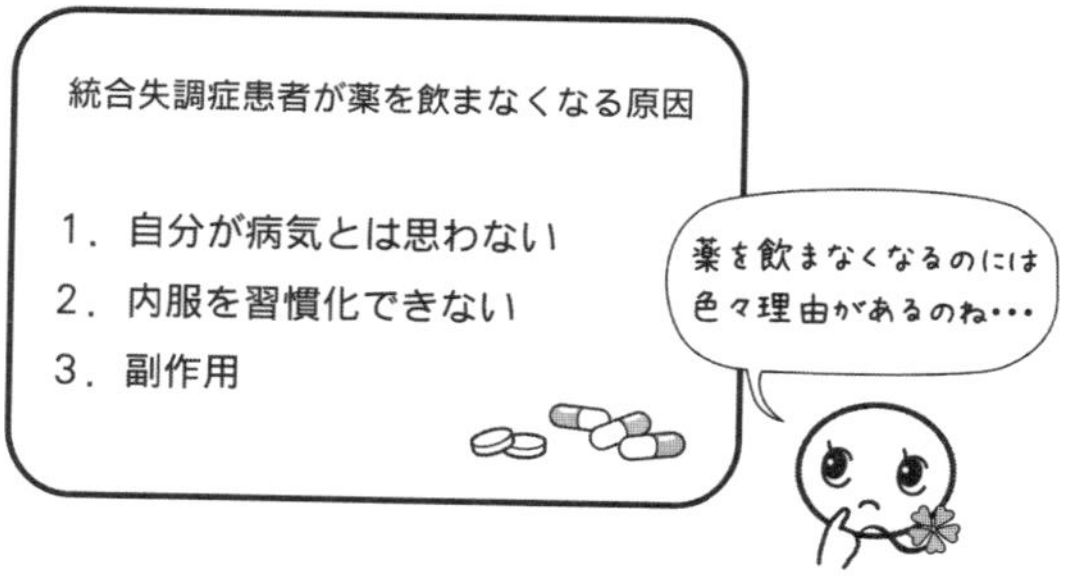

薬を飲まなくなるのには
色々理由があるのね…

ドヒアランス」です。アドヒアランスとは、患者が積極的治療方針の決定に参加し、その決定にしたがって治療を受けることを意味します。しかし追跡調査によると、治療開始から1年後に42%、そして1年半後に74%の統合失調症患者が内服をやめてしまうそうです。また**内服を中断した場合、1年以内に再発する確率は77%、2年以内に再発する確率は90%を超える**そうです[39]。統合失調症の患者のアドヒアランスが良好でない理由として、①病識がない（自分が病気とは思わない）、②薬の飲み忘れ（内服を習慣化できない）、③副作用の問題、が挙げられます。それではアドヒアランスを向上させるためには、どのような対策が必要でしょうか？

病識欠如の対策：病識については、患者さんがこの疾患に対する理解を、十分深める必要があります。たとえば、病気の症状、薬について、そして社会生活においてどのような点について気をつけるかなど教育することがアドヒアランス向上につながると言われています。このような教育的な支援を**心理教育**と呼び、統合失調症におけるリハビリテーションの中でもっとも重要な支援の1つです。しかし、さまざまな心理的支援をおこなっても、統合失調症の患者さんが完全な病識をもつことは難しいと言われています。それでも「治療の必要性」をある程度理解させることは、定期的な内服へとつながり、長期的な予後を改善させるでしょう。

薬の飲み忘れ対策：薬の飲み忘れについては、**「お薬カレンダー」**の使用をお勧めします。「お薬カレンダー」は、カレンダーのそれぞれの日付にポケットがついており、日付の順に薬を飲んでいけば飲み忘れを防ぐことが可能です。また、最近ではスマホなどに搭載している「リマインド機能（予定を自動的に通知する機能）」や、アプリケーションを活用し、薬の飲み忘れを防ぐことも試みられています。

副作用対策：データから見ても、薬の副作用はアドヒアランスを低下させることは明らかです。先行研究によると、副作用のために中断する割合は12％だそうです。最近の抗精神病薬は以前に比べて副作用は随分少なくなりましたが、このように今でも治療中断の大きな原因の1つなのです。患者が嫌がる抗精神病薬の副作用としては、過鎮静、眠気、吐き気、めまい、ジストニア（身体の一部の筋肉が硬直・けいれんすること）、全身倦怠感、体重増加などが挙げられます。いずれも患者さんにとって悩ましいものばかりなのですが、薬の副作用を予防することは困難です。これは個々人の体質によって薬への反応が異なるためであり、それぞれの薬が患者に副作用を引き起こすか否かは予想ができないからなのです（ある意味、飲んでみないとわかりません）。しかし「この薬には××という副作用がある」とあらかじめ説明を受けていたら、副作用が生じても早急な対応が可能です。つまり**薬の副作用対策は「薬の副作用を知り、すぐに相談できるようにしておく」**ということが重要なのです。

【ご家族へのアドバイス】前述のように**統合失調症の治療において重要なのは服薬を継続すること**です。しかし、お子さんが一人暮らしの場合、【治療について】の箇所で説明したように、容易に内服治療を中断してしまいます。また統合失調症にかかると、日常生活も乱れがちになるため、生活全般についてサポートが必要となります。このため、統合失調症に罹患した学生については、身近に相談できる人がいたほうが良いでしょう。筆者の経験では、**一人暮らしの統合失調症患者は、治療からドロップアウトするケースが多い**ように感じます。逆に、自宅から通学している統合失調症患者は治療が継続され、なんとか卒業できるケースが多いように思えます。ちなみに、家族の中には、本人のことが心配で、在学中だけ学生のアパート近くに転居する方もいらっしゃいました。すべての方が、お子さんのために引っ越しをすることは難しいとは思いますが、自分を見守る存在が近くにあることは、患者本人にとって心強いことだと思います。

5　パニック障害

【症例】　Eさん。19歳女性。文系学部生。元来健康。以前よりバス通学をしていたが、夏ごろから満員のバスに乗ると気分不良を自覚するようになる。気分がすぐれないときは、目的地に着く前にバスを降りることもあった。ある日、満員のバスに乗っているときに、激しい動悸が生じた。動悸は10分以上続き、冷や汗、震えをともなった。その場にうずくまり、症状が治まるのを待ったが、症状が長引いたため、「このままだと心臓が止まり、死んでしまうのでは……」と強い不安を感じた。以後、バスに乗るたびに同様の症状が出現するため、バス通学をやめ自転車通学に変えた。

【解説】「パニック」とは、個人または集団に生じる、突然の恐怖や不安による混乱状態をさす言葉です。たとえば社会科でも習ったと思いますが、１９７３年のオイルショックで、皆がトイレットペーパーの買いつけに奔走するなど、皆が慌てふためく状況などが「パニック」の好例です。この「慌てふためいた状態」にともなう身体症状や心理状態が、この「パニック障害」では現れます。ちなみにこの「パニック」の語源ですが、ギリシャ神話の牧羊神Panが語源です。魔神デュポンに驚いたPanは恐怖のあまり、上半身がヤギ、下半身が魚という姿になったそうで

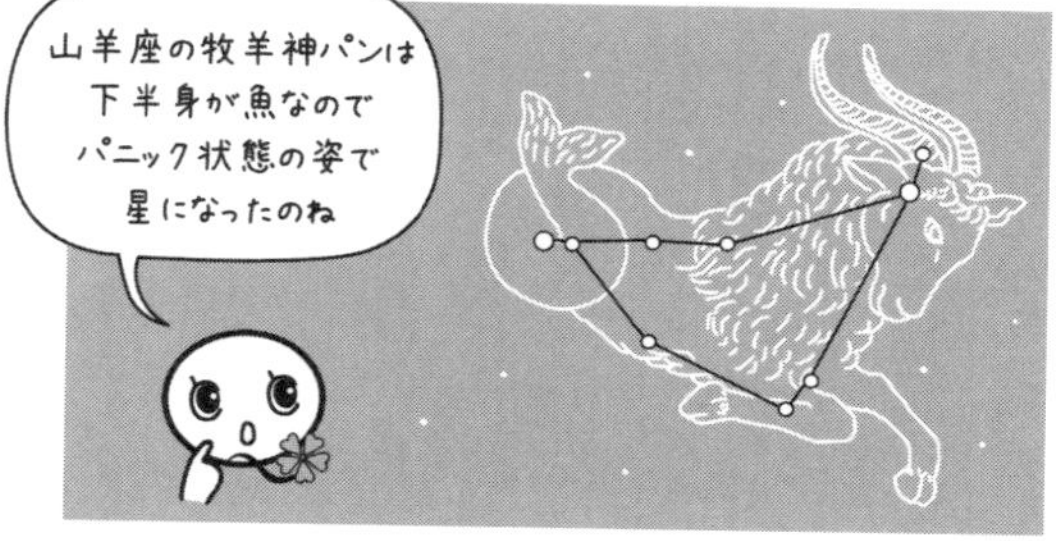
山羊座の牧羊神パンは
下半身が魚なので
パニック状態の姿で
星になったのね

牧羊神パンは「パニック状態」のために
上半身がヤギ、下半身が魚になった

す。恐怖のために、本来の姿（状態）でいられなくなるというのは、まさに「パニック状態」と言えましょう。

パニック障害の具体的症状は、突発的に起こる動悸、発汗、震え、呼吸困難（過呼吸）、胸部不快感、発狂恐怖、死ぬことに対する恐怖感、非現実感などがあります。Eさんの場合も、動悸、発汗、震え、死ぬことに対する恐怖など、パニック障害に該当する症状を認めています。パニック障害で特徴的なのは、症状が出現すると、強度の恐怖と不安が生じ、「このままでは心臓が止まって死んでしまうのでは」とか「頭がおかしくなるのでは」などと、**死や自己コントロール喪失への恐怖をともなう**ことです。パニック障害の症状は、10分ほどでピークを迎え、30分以内には自然に収まります。最初は、過呼吸や動悸が目立つため、呼吸器科や循環器内科を受診したり、「死ぬのでは」という恐怖感が先立って救急車を呼んだりすることもありますが、心臓や肺の検査をしても異常は見つかりません。このような発作を繰り返すと、やがて「また原因不明の発作が出るのでは……」という予期不安をともなうようになります。

では、パニック障害はなぜ起こるのでしょうか？　パニック障害の根源ともいえる、不安感や恐怖感は、ヒトが危険を回避する上で身につけた機能です。生物は危険に直面したときに、「**闘争か逃走か反応（fight or flight response）**」と呼ばれる、交感神経の興奮に基づく生理反応が生じます。実は、交感神経の興奮時に現れる多くの症状が、パニック障害に該当します。生物にとってこの**「警報」**のような反応は、生存のためにはとても重要な機能です。なぜなら、この「闘争か逃走か反応」が起こらないと、生物は捕食者や自然災害によって命を奪われる確率が高まるからです。つまり、**パニック障害とは「心の警報機」が誤作動を起こす状態**といえます。この警報機が誤作動を起こす原因はよくわかっていませんが、体液の酸性化が関与していると言われ、健常者でも二酸化炭素を吸入したり、乳酸ナトリウムの静脈注射などによって、パニック発作を誘発することができます。パニック障害は心理的反応という面がある一方、このように体内環境の変化に対する生理的反応という側面もあるのです。

パニック障害と併発する不安障害として「広場恐怖症」という疾患があります。広場とは「人が集まるための場所」を意味しますが、広場恐怖とは要するに「人が多いところが怖い」という状態です。人が多い場所とは、たとえば混雑した繁華街、人でいっぱいになった会議室、満員電車、満員バス……などが挙げられます。また、混雑した状況以外にも、たとえば飛行機の中、エレベーターの中、美容院での散髪中、歯科治療中など、すぐに逃げることができない状況での恐怖・不安も広場恐怖に含められています。広場恐怖の人が、上記のいずれかの状況に置かれたとき（苦手な状況は患者さんそれぞれですが）、パニック障害を起こすパターンが多いです。実際、パニック障害に広場恐怖を並存する割合は50～60％前後だそうです。

【数字】少し古い調査ですが、アメリカの大規模研究によると、過去1ヶ月にパニック発作を経験した人がなんと3％もいたそうです。[40] ところが、**日本における大規模調査では、生涯有病率が0・6％とかなり低め**に出ています。[12] ちなみに同調査によると、大学生が含まれる20～34歳の年代におけるパニック障害の有病率は1・1％でした。これらの調査を見ると、パニック障害は少ないと思われるかもしれませんが、**多くの患者が受診していない可能性**が指摘されており、実数としてはもっと多いと予想されています。性差についてですが、女性のほうが2倍多いと言われています。発病年齢は男女ともに20代前半が多く、女性では40～50歳代にも小さなピークが見られるそうです。**遺伝**についてですが、多くの研究で第一親等（つまり学生さんからみたら両親）にパニック障害の罹患リスクが高いことがわかっています。[41] また双子を対象とした研究でも、一卵性双生児のほうが二卵性双生児よりも一致率（つまり片方がパニック障害であった場合、もう一方がパニック障害である確率）が高いことがわかっています。このように、パニック障害も遺伝的要素がある疾患なのです。

【治療について】パニック障害の治療も薬物療法が中心となります。２０１９年現在、**パニック障害の治療で保険適応があるのは、「ＳＳＲＩ」と呼ばれる抗うつ剤のみ**です。ほかの薬剤については、大雑把に「不安障害」という病名で処方されています。特にベンゾジアゼピン系と呼ばれる「抗不安薬」はパニック障害の症状に即効性があり、ＳＳＲＩと併用することもしばしばあります。ただ、ベンゾジアゼピン系は依存を形成しやすいため、治療開始時や、症状が出たときだけ内服する「頓用《とんよう》」という形式で処方されることが多いです。パニック障害は精神科で治療した場合、約30％が完全に治り、40〜50％が若干の症状が残存し、残りの20〜30％が症状の不変または悪化を認めるそうです[42]。筆者の印象としても、純粋なパニック障害であれば薬物療法による治療は7〜8割以上は改善を認めると感じます。逆にうまくいかないケースは、身体疾患である可能性が高く、当初はパニック障害として紹介されたケースが、甲状腺機能亢進症であったり、喘息であったりすることもあります。

薬物療法以外の治療法としては、認知行動療法がおこなわれます。パニック障害では、**「破局的認知」**と呼ばれる特徴的な認知の歪みがあります。これは、「身体症状（動悸、息苦しさ）がすぐに死に直結する」という誤った考えであり、この考え方を修正するために思考記録法などを用います。またパニック障害の原因となるストレス環境に慣れさせるためにわざとその環境に身を置かせる、「曝露療法」もおこなわれます。たとえば満員電車が苦手であれば、まずは混み合わない時間で練習してもらい、自信がつけば少し混んだ電車に乗る……という具合にレベルを上げていきます。このほかにも、緊張した状態を緩和するために、リラクゼーション法が有効な場合もあります。

【ご家族へのアドバイス】**パニック障害は適切な治療によって十分改善できる疾患**です。またパニック障害は、ストレス因子をコントロールすることで症状を予防することも可能です。日常生活においては、規則正しい生活を心がけましょう。たとえば睡眠不足は自律神経を乱しやすくするため、パニック発作のリスクを上げます。したがって、パニック障害の患者さんには、毎日の睡眠は十分とるよう指導しています。また、食事や嗜好品においても気をつけるべきポイントがあります。たとえば、カフェインを含むコーヒーやお茶、タバコや飲酒はパニック障害を誘発させるので、基本的にこれらは摂取しないほうが良いとパニック障害の方には伝えています。以上紹介したように、パニック障害は薬物療法、認知行動療法、生活指導によって克服できます。

パニック障害の患者さんは「死んでしまうかも」という強烈な不安感に苦しみますが、実際パニック発作自体が原因で死ぬことは基本的にありません。このため、中には「不安が収まるまで放っておけばいいんじゃない?」と、思うご家族もいるかもしれません。しかし、パニック発作を繰り返すと、患者本人はとても辛い思いをし、「こんなに辛いぐらいなら、死んだほうがマシ」

と思うことがあるようです。実際、海外の研究によると、パニック障害をもつ患者の40％が自殺を試みたことがあるそうです。筆者の臨床経験からすると、この40％という数字は少々高めのように感じますが、患者さんが耐え難い苦痛を感じているのはまぎれもない事実です。このため、パニック障害を疑った場合は早めに医療機関にご相談ください。

6　強迫性障害

【症例】　Ｆさん。25歳女性。文系大学院生。子どものころから几帳面で、自室は綺麗にしておかないと気が済まないタイプだった。高校生の時、友達が手を洗わずにお弁当を食べ始めたのを見て「汚い」と思うようになり、以後、必要以上に手を洗うようになった。大学に入ってからこの傾向は強まり、ドアノブ、床に置いてあるもの、ゴミ箱を触ることができなくなった。不潔と思う物に触ると、石鹸で五、六回洗わないと気持ちが悪くなり、次第に手が荒れて、ひび割れやあかぎれが顕著になった。最近では、外出すると「犬や鳥の糞を踏んだかも」と心配になり、外出回数も減った。

【解説】　強迫性障害とは、**「自分でも無意味だとわかっていても、そのことが頭から離れない。わかっているけど同じことを何度も繰り返す」状態**です。その考えやイメージは自分の意思とは関係なく、繰り返しわきあがってきます。これを「強迫観念」と呼びます。強迫観念は不安感や不快感をともないますが、その不安感・不快感を打ち消すためにおこなわれる行為を「強迫行為」と呼びます。Fさんの場合、ドアノブや床に置いてあるもの、ゴミ箱などに触れることは不潔である、という強迫観念が出現します。そして実際触れてしまうと、何度も石鹸で手を洗うという強迫行為により、不安感や不快感を打ち消そうとしています。この疾患の背景には不安感や不快感以外にも、「自己不確実性」の問題があります。つまり、「自分は手を洗った」とか「ちゃんと鍵をかけた」と記憶はしているのですが、それがひとつの体験として実感できていないのが、この疾患の中心にあると考えられます。「さっき手を洗ったけど、洗った気がしない」「鍵をかけたことは覚えているけど、念のため……」と、自分の行為を確信できない、という不合理性がこの疾患の根底にあるのです。なぜこのような不合理で非経済的な思考・行為に及ぶか、そのメカニズムはわかっていませんが、神経伝達物質セロトニンの調節異常や、葛藤や衝動のコントロールに関与する前頭葉や基底核といった脳の一部の機能障害が原因と考えられています。

余談ではありますが、実は**強迫性障害は人間の専売特許ではなく、犬や猫でも起こります**。たとえば、犬が自分の尻尾を追いかけ回すとか、猫が前肢をずっと舐め続けるなどが、代表的な動物の強迫症状です。犬や猫も、ストレスを感じると人間同様に強迫症状を呈するということは、この障害は哺乳類共通のなんらかのメカニズムに基づくものであり、脊椎動物の進化という観点

表6　強迫性障害の症状

症状	頻度	具体例
1. 汚染・洗浄	40～50%	ドアノブが不潔に思えて触れない、一度汚れたと思うと何度も石鹸で手を洗う。
2. 加害・自分への危害	30%	人とすれ違ったときに「ぶつかったのではないか」と過剰に心配する、刃物が置いてあるのを見て「自分に刺さるのでは」と過剰に心配する。
3. 確認（正確性へのこだわり）	30%	家の鍵を閉めたにもかかわらず「閉まっていないのでは」と不安になり、何度も施錠を確認する。
4. 数字へのこだわり	15%	特定の数字（4や13）を不吉と感じ、様々な場面でその数字を避ける。
5. 順序・対称性へのこだわり	15%	ものの配置が左右対象でないと気が済まない、服を自分が決めた順序で着ないと気が済まない。
6. 無用なものへのこだわり（ためこみ*）	5～10%	要らなくなったものを、「またいつか使うのでは」と思い、不要な物を部屋にため込む。

知ることからはじめよう　みんなのメンタルヘルス 強迫性障害、厚生労働省ホームページより

*ためこみについては、DSM-5 においては「ためこみ症」という新しい疾患カテゴリーに分類されるようになった。

から研究している学者もいるそうです。

強迫性障害における症状は実にさまざまあります。具体的には、Ｆさんのような不潔恐怖・洗浄強迫や、外出のときに何度も施錠を確認する確認行為、不注意のために誰かを傷つけるのではと心配する加害恐怖などがあります（**表6**に、強迫性障害の代表的な症状を列挙します）。ちなみに**表6**中の「6．無用なものへのこだわり（ためこ

み)」に関しては、新しい疾患カテゴリーとして強迫性障害とは別に分類されるようになりました。[43]

強迫性障害と性格の関係がよく指摘されています。病気になる人のもともとの性格を「病前性格」と言いますが、強迫性障害の病前性格として、几帳面、ルールを重んじる、良心的で責任感が強い、融通が効かない、自己不確実で自信に欠ける、些細なことにこだわる……といった特徴があり、「強迫性パーソナリティ」と呼ばれています。Fさんも、もともと几帳面で綺麗好きだったようであり、このような素地に強迫傾向を強める何らかの体験が重なることで、強迫性障害という疾患が形となって現れたのかもしれません。

【数字】アメリカでおこなわれた大規模調査では、強迫性障害の生涯有病率は2・3%、12ヶ月有病率は1・2%となっています。[44]日本における大規模調査は残念ながらありませんが、近畿圏にある総合病院精神科9施設における初診患者を対象とした調査では、全体の1・8~3・8%に強迫性障害の患者が含まれていたそうです。[45]大学生における有病率は不明ですが、筆者らが毎年新入生全員を対象として、精神疾患のスクリーニング（簡易検査）をおこなったところ、「この1ヶ月、繰り返し思い浮かぶイメージや衝動、何らかの考えに悩んだことはありますか」と「この1ヶ月、何か同じ行動を何度も繰り返し、そうすることを止められないことがありますか」のいずれかに「はい」と答えた学生は、全入学者の10・1%を占め、両方の項目に「はい」と答えた学生は０・９％でした（未発表データ）。この結果はあくまでスクリーニングであり、実際にその学生を診察したわけではないため参考程度にしかなりませんが、１割近くの学生が強迫傾向（あるいは類似した症状）を持っていることがわかります。

【治療について】強迫性障害の治療として、**抗うつ剤**であるＳＳＲＩやクロミプラミンなどが用いられます。しかし、うつ病の治療とは異なり、高用量の抗うつ剤を長期間（10週間以上）投与して、ようやく回復の兆しが現れます。お薬を内服してすぐに効果が現れないため、治療から脱落しないよう根気強く内服治療を続けることが重要です。抗うつ剤による治療が十分でないときは、抗精神病薬を追加処方して、その効果を高める増強療法をおこなうことがあります。しかし、強迫性障害の症状は完全に消失することは少なく、症状が軽くなる「部分寛解」という状態に落ち着くことが多いようです。たとえば、Ｆさんも治療を受けることによって、汚いと感じるものを触ることに抵抗はありますが、手洗いの回数が１、２回に減る、石鹸を使わなくてもよくなる、外出が可能になる、など日常生活が随分と楽になりました。

　薬物療法と並行して認知行動療法をおこなうと効果的です。なかでも認知行動療法の１つである、**曝露反応妨害法**がしばしば強迫性障害の治療の際におこなわれます。曝露反応妨害法とは、本人が不快と感じること（たとえばＦさんの場合では、ドアノブを触ること）をあえてさせて不安を生じさせます。そして、今までおこなっていた不安を軽減させる行為（Ｆさんの場合、石鹸で手を洗うこと）を我慢させます。ただし、いきなりハードルが高い行為（Fさんの場合、ゴミ箱を触るなど）は難しいので、不快レベルが低い行為からおこない、徐々にレベルを上げていきます。治療を始めた当初は患者もためらいますが、何度か繰り返していると、時間とともに不安感が軽減することを自覚します。筆者の経験した症例で劇的だったのは、「子どもの靴に犬の糞がついているのでは」と不安に思い、子どもが外出するたびに靴を徹底的に磨いていた中年女性が、薬物療法と曝露反応妨害法の併用で、市内の海水浴場（綺麗とは言えない水質なのですが……）で子どもと一緒に泳げるようになりました。ただし、強迫性障害の中にも、曝露反応妨害法が適応にならないケースもありますので、専門家の指導のもとでおこなうことをお勧めします。

【ご家族へのアドバイス】この強迫性障害の治療においては、ほかの疾患以上に**家族の役割が重要**になってきます。その役割ですが、2つの意味で重要です。1つは、強迫性障害が病気であることを認識し、性格や癖の問題と決めつけない、という**理解者としての役割**です。Fさんの例でいうと、患者に対する、「手を洗うのをいい加減やめたら?」などと批判めいた発言は、患者をとても傷つけます。家族が強迫性障害の患者に対して、治療を継続するよう励まし、支えることが病気からの回復を促します。2つ目は、1つ目と矛盾するようですが、「手伝わないこと」が治療につながります。実は、強迫性障害の患者は、自分の強迫行為に家族を巻き込むことがあります。たとえば、手を洗ったか確認させる、鍵をかけたか確認させるなど、確認行為につき合わせたり、洗濯や掃除の仕方を家族に強要するなど、家族を自分の召使いのように扱うことがあります。患者本人は困っているので思わず助けたくなりますが、本人の言う通りにやることは強迫症状を悪化させるため、症状を手伝うことはＮＧなのです。つまり、２つ目の役割とは、**毅然とした態度で病気の味方ではなく、患者の味方としてふるまうこと**なのです。この役割は、親としてはとても辛い役割です。苦しんでいるお子さんの要求を満たさないことに、罪悪感や責任感を感じるため、ついつい病気の手助けをしそうになります。このため、強迫性障害の治療には、患者だけでなく家族の心理教育が重要になってきます。主治医とよく相談し、どのように対処すべきかを十分理解し、本人、家族、医師がチームを組んで治療に取り組みましょう。

７　摂食障害

【症例】Ｇさん。19歳女性。文系学部生。もともと頑張り屋で、負けず嫌いな性格。中学生のころまでは肥満気味であったが、クラスの男子に体型のことをバカにされ、ダイエットに励むようになった。高校時代に異性と交際するようになり、体型を維持することに腐心していた。大学進学後、一人暮らしをはじめてから空腹感が増すようになり、夕食にコンビニ弁当を２、３個食べるようになった。体重が再び増えることを恐れ、食事の後に指を喉に突っ込み嘔吐することが習慣となった。大学2年生の夏には、体重は40キロを切り（身長161センチ）、生理も止まった。外出するときに立ちくらみがするようになったが、勉強やサークル活動、アルバイトなどは、今まで以上に熱心に取り組んでいる。

【解説】摂食障害は、神経性無食欲症（拒食症）と神経性大食症（過食症）に分類されます。前者は食事をとることを拒絶して、病的な水準まで体重を減らす疾患であり、後者は食欲がコントロールできないため、大量の食べ物を摂取した後、体重増加を恐れて嘔吐や下剤を乱用することで、体重を減らそうとする疾患です。拒食症の場合、食事の摂取量が大幅に制限されるため、顕著な痩せを示します。肥満度を表す尺度として、ＢＭＩ（ボディー・マス・インデックス）という指数がありますが、拒食症においてはＢＭＩ［体重kg÷（身長m）^{2}］が17・5以下であることが診断基準の1つとなっています。例をあげると**160センチの人が44キロ以下の場合は、拒食症に該当する可能性があります**。一方、過食症の方は、短時間にたくさん食べる「むちゃ喰い」をおこなったあとに代償行為（嘔吐、下剤・利尿剤の乱用）をおこないますが、食べたものを完全に排泄するわけでないため、体重はかえって増加するケースもあります。拒食症と過食症、両者には共通のメカニズムがあります。それは、「スリムな体型は美しい」という価値観と、肥満に対する恐怖・忌避という心理です。根底にあるメカニズムが同じであるため、拒食症から過食症

（あるいは、その逆）への移行もしばしば認められます。身体的に痩せが目立つ一方、日常生活において摂食障害の患者は、Ｇさんのように**むしろ活動的**になります。摂食障害の患者はもともと頑張り屋さんで完璧主義なところがあり、摂食障害が進行すると、このような性格傾向がさらに際立ってきます。「活動的だから大丈夫」と思ってはいけません。「ロウソクの火は消える間際が一番明るい」という状態と同じで、身体的には大きな危機が迫っています。摂食障害による体重減少は、さまざまな問題を引き起こします。たとえば、電解質異常、骨粗しょう症、貧血などをともない、女性の場合はＧさんのように生理（月経）が止まります。また体重減少が著しくなると、心不全など**生命に危険が及ぶ状態に陥ります**。

少し話は逸れますが、摂食障害と文化について触れたいと思います。人はなぜスリムな体型を美しいと思うのでしょうか？　現代の先進国、特に日本においては、「肥満」は美しくないとみなされているようですが、実はこの価値観は万国共通ではありません。たとえばアフリカやポリネシアなどでは太っている女性のほうがモテます。発展途上国においては、国民の多くは栄養不足で悩んでおり、「痩せる」ということは貧困や死を意味し、逆に「太る」ということは豊かさや生命力を意味するためと言われています。しかし、今やＴＶやインターネットなどの普及で、世界的に価値観が均質化しつつあるため、かつて太っているほうがモテていた地域でも、痩せ願望をもつ人々が増えているそうです。たとえば、太った女性がモテる国の代表であるフィジーでは、1995年からテレビ放送が開始されました。すると放送開始から数年後、10代の女性たちがダイエットに関心を持ち、以前はみられなかった自己誘発性の嘔吐をおこなう女性が11・3％も出現したそうです。[46] TVではイギリスやアメリカのTVドラマも放送されていたようで、TVを通じた欧米の女性像との遭遇が、フィジーの若い女性の美意識という価値観を変えたと考えられます。

では、欧米でスリムな体型が好まれるようになったのはいつごろからでしょうか？「瘦せ＝美」という価値観が生まれたのは、おそらく16〜17世紀ごろと考えられます。当時のヨーロッパで上流階級の人々が、体の線を整えるためにコルセットを使用し、人工的な方法を用いて体を細く見せようとしました。医学的にも、17世紀ごろから拒食症に関する記述が散見されるようになり、たとえば内科医のリチャード・モートンは拒食症の症例をはじめて「病気」として報告しています。以後、スリムボディ信仰は欧米を中心に盛んになりますが、日本においては1960年代ごろより目立つようになります。きっかけは1967年に来日したモデルのツイッギー・ローソンの影響と言われています。ツイッギーはイギリス出身の女優で、165センチ、体重41キロと細身の外見がもてはやされ、以後、日本において「瘦せ＝美しい」という風潮が盛んになりました。また健康ブームとの相乗効果もあり、マスコミも盛んにダイエットを煽りました。つまり、**摂食障害とは人間社会の文化や価値観が生んだ疾患（文明病）**と言えます。

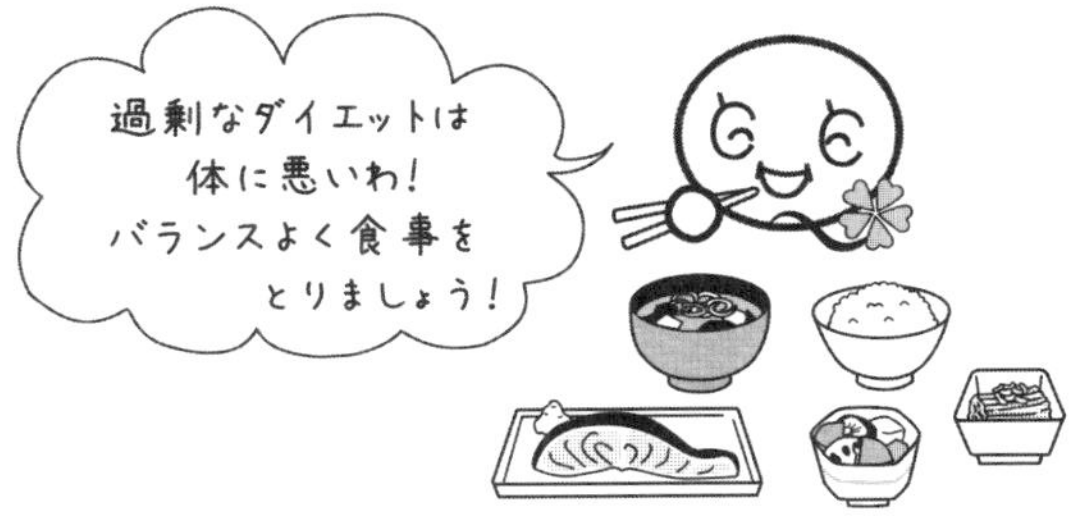
過剰なダイエットは
体に悪いわ！
バランスよく食事を
とりましょう！

【数字】 摂食障害の罹病率についてですが、アメリカ国立衛生研究所から詳細なデータが出ているので、このデータを引用したいと思います[47]。まず成人における拒食症の有病率は０・６％であり、男性より女性のほうが３倍リスクが高いそうです（０・９％ vs ０・３％）。一方、思春期（13〜18歳）における摂食障害全体の有病率は２・７％で、これも女性のほうが男性よりも高くなっています（３・８％ vs １・５％）。大学生における摂食障害の頻度はどうなっているでしょうか。アメリカでおこなわれた大学生２８２２人を対象としたスクリーニングテストによると、**女性の13・5％、男性の3・6％が摂食障害の可能性**があることがわかりました[48]。このように大学生を含む若い世代において、摂食障害は決してまれな疾患ではないのです。

もう１つ摂食障害に関する重要な数字として、死亡率があります。少し古いデータですが、拒食症の死亡率は５％だそうです。また、これも少し古いデータなのですが、メタアナリシスという手法によると、薬物依存症と精神発達遅滞を除外すれば、ほかの精神疾患に比べ、摂食障害による死亡率はもっとも高いことが指摘されています[49]。この論文によると、摂食障害の死亡率は過去に自殺を試みた人の死亡率の約2倍高く、またうつ病患者よりも5倍高いとされています。このように摂食障害で死亡率が高いのは、自殺などのメンタルの問題だけでなく、身体的な問題が合併しやすいためです（詳細は後述）。最近は医療の進歩で救命率が高まっているとは思いますが、それでもなお、**摂食障害は「死に至る病」**であることに変わりはありません。

【治療について】摂食障害の治療は、体の面からのアプローチと心の面からのアプローチの両方が必要となります。まず体の面からのアプローチについて説明します。摂食障害、特に拒食症においては、摂取カロリーの制限によって、無月経、骨粗しょう症、低体温、徐脈、低血圧、浮腫など、さまざまな身体症状を引き起こします。この身体症状が著しくなると、死亡することもあります。ちなみに摂食障害における直接の死因として、飢餓による衰弱、低血糖、電解質異常、不整脈、心不全が挙げられます。身体的な危機が起こると、入院治療となります。摂食障害における入院の目安はいろいろありますが、**標準体重の60％以下（たとえば160センチの女性であれば、32キロぐらい）になれば、医師から入院を強く勧められます**。もちろん、精神状態やほかの疾患の合併があれば、もっと早い段階で入院を勧められることもあります。しかし、ここまで痩せると、患者本人が治療を受けたいと言うことはまれです。したがって、本人の同意がなければば保護者の同意に基づく強制入院（医療保護入院）によって治療をおこなうことがあります。入院すると、鼻からチューブを挿入して、経腸栄養剤を注入して栄養を無理やり摂取させます。栄養補給により身体症状が安定すると、行動療法を導入します。具体的には、体重が32キロ未満であればベッド上安静、32キロを超えたら室内で過ごす、33キロになったら病棟内を自由に移動できる……という具合に、実際の体重に応じて行動範囲を広げていくという方法です（体重測定は週に１回おこないます）。このような行動療法を入院中におこない、目標の体重になれば（ＢＭＩが15以上が１つの目安）退院となります。

次に、心の面からの治療について説明します。摂食障害においても薬物療法をおこなうことがありますが、**摂食障害そのものを治す薬はありません。**摂食障害にともなう、焦燥や不安、うつ症状に対しては処方しますが、お薬で「痩せ願望」がなくなることはまずありません。そこで摂食障害の治療の中心となるのは、精神療法、特に認知行動療法となります。摂食障害の認知行動療法として有名なのはフェアバーン博士が開発したCognitive Behavioral Therapy-Enhancement（CBT-E）です。残念ですが、紙面の都合上、ここではCBT-Eについて詳細を説明することはできません。基本的には摂食障害の専門家に相談することをおすすめしますが、自学を希望される場合は切池信夫先生の「摂食障害の認知行動療法」という良書がありますので、これをご参照ください。[50]

【ご家族へのアドバイス】 摂食障害患者の家族への態度、**特に母親への態度は、しばしば支配的になります。** 摂食障害には境界性パーソナリティ障害（後述）で見られるような、問題行動（リストカット、薬物乱用、自殺未遂、ひきこもり）を合併することが多く、また家族に対して暴力をふるうこともあります。このため、家族は波風を立てないよう、患者の言いなりになります。摂食障害患者がおこなう要求・問題行動として、①食習慣に関わるもの（冷蔵庫を一晩で空にする、食べ散らかし、家族全員の食事メニューを患者が決める）、②家族関係に関わるもの（父親への拒否、同性の姉妹へのライバル心、母親に父親と別居するよう強要）、③金銭に関わるもの（食費が膨大にかかる、本人がリストアップするものを買って来させる、親の財布からお金を抜きとる）、の3つが挙げられます。これらの要求・問題行動への対処方法ですが、まず家族からはっきりと「NO」と述べることが重要です。その理由も、決して「あなたのためなの」などと言わず、「金銭的に余裕がないので、そんなにたくさん食料を買えない」「お父さん（夫）は私にとって大切な人なので、別居はしない」「自分たちは、栄養のバランスを考えて食事をしたい」という形で、**あくまで「家族側を中心とした理由」を述べる**べきです。このとき重要なのは、家族側が自分の考えを率直に述べることであって、相手のリアクションをいちいち気にしないことです。なぜ、このような態度で接する必要があるかというと、**摂食障害における親子関係は、共依存の状態**になっていることが多いためです。摂食障害の患者に、「親と自分は独立した別の存在」ということを十分に認識させることが、治療上重要になってきます。また摂食障害の患者は、父親を排除して母親と密着した状況を作りたがります。母親としては、子どもの肩をもちたいと思うかもしれませんが、夫婦関係を強化させることが、患者の依存心をなくす近道なのです。

8　境界性パーソナリティ障害

【症例】Hさん。20歳女性。文系学部生。小学校のころより漠然と「自分は大人になる前に死ぬ」と思っていた。中学生のころから、イライラするとリストカットを繰り返すようになり、親に強く勧められてメンタルクリニックを何度か受診したことがあった。大学2年目の夏、恋人との関係が悪化したことをきっかけに精神的に不安定になり、メンタルクリニックで処方された薬を大量服薬し、救急車で病院に搬送された……。

【解説】パーソナリティ（personality）とは「人格」という意味です。したがって、「personality disorder」は、かつて「人格障害」という訳があてられていましたが、この訳語は「その人の人格そのものを否定しかねない」……という意見もあるため、近年ではパーソナリティ障害という用語が使われています。ここでいう「人格」とは、人柄や人間性という意味よりは、認知（もの

表7　境界性パーソナリティ障害の症状

1.	現実または想像の中で、見捨てられることを避けようとするなりふり構わない努力。
2.	理想化とこき下ろしの両極端を揺れ動くことによって特徴づけられる、不安定で激しい対人関係の様式。
3.	同一性の混乱。
4.	自己を傷つける可能性のある衝動性で、少なくとも2つの領域に渡る。
5.	自殺の行動、そぶり、脅し、または自傷行為の繰り返し。
6.	顕著な気分反応性による感情の不安定性。
7.	慢性的な空虚感。
8.	不適切で激しい怒り、または怒りの制御の困難。
9.	一過性のストレス関連性の妄想様観念または重篤な解離症状。

上記のうち、５つ以上が該当すれば境界性パーソナリティ障害と診断。DSM-5 精神疾患の診断・統計マニュアル（日本語版）パーソナリティ障害群、日本精神神経学会、医学書院、2014より（一部修正）

の捉え方）や感情、衝動性のコントロールや対人関係など、幅広い意味での特性と考えたほうがよいでしょう。パーソナリティ障害は妄想性パーソナリティ障害、シゾイド・パーソナリティ障害、自己愛性パーソナリティ障害など約10種類に分類されていますが、Hさんのようなケースは**「境界性パーソナリティ障害」**に該当します（ちなみに境界性パーソナリティ障害における「境界」とは、神経症と統合失調症の２つの病気の中間地点「境界」にある病気、という意味だそうです）。大学でしばしば問題になるのは、この境界性パーソナリティ障害であるため、この項目では境界性パーソナリティ障害を中心に話を進めます。

境界性パーソナリティ障害の診断基準を

表7に示します。症状として9つ挙げられていますが、1つずつ解説します。①現実または想像の中で、見捨てられることを避けようとするなりふり構わない努力：これは「見捨てられ不安」と呼ばれる不安からおこなわれる行動であり、相手を困らせたり、自殺のそぶりをすることで、相手の注意や気持ちを自分に向けようと必死になります。②理想化とこき下ろしの両極端を揺れ動くことによって特徴づけられる、不安定で激しい対人関係の様式：相手のちょっとした良い点を過剰に評価したかと思えば、逆にちょっとした悪い点、不満足な点を見つけると、相手を最低な人間と感じてしまいます。③同一性の混乱：第2章でも紹介した「アイデンティティ」、つまり自己像が一定しないため、自分がどのようにふるまえばよいのかわからなくなります。④自己を傷つける可能性のある衝動性で、少なくとも2つの領域に渡る：これは意図的に、浪費、性行為、薬物乱用、過食などをおこなうことで、自分を傷つけます。⑤自殺の行動、そぶり、脅し、または自傷行為の繰り返し。⑥顕著な気分反応性による感情の不安定性：感情の浮き沈みが激しく、さっきまでニコニコしていたと思えば、急に不機嫌になり、暴力をふるうこともあります。⑦慢性的な空虚感：「生きていても仕方ない」「人生がつまらない」「自分には何もない」などと、自己や人生に価値を見出せない状態です。⑧不適切で激しい怒り、または怒りの制御の困難：癇《かん》癪《しゃく》を起こし、場合によっては人や物にあたります。⑨一過性のストレス関連性の妄想様観念または重篤な解離症状：強いストレスによって、妄想のような思い込みや、解離症状（自分が自分で

あるという感覚が失われた状態）に陥ることがあります。そして、これら①から⑨のうち、5つ以上が該当すれば境界性パーソナリティ障害と診断されます。[51] 診断基準をざっと見ただけでも、大変な疾患であることがよくわかりますよね？「こんなに大変なら、周りが相手をしなくなるのでは？」という率直な疑問を抱く方もいらっしゃると思います。しかし、境界性パーソナリティ障害の人の多くが、「美人（あるいはイケメン）で魅力的な人」であるため、まわりは放っておくことができません。患者本人も知ってか知らずか相手を魅了し、周囲をふりまわして疲弊させます。

境界性パーソナリティ障害の原因には諸説あります。1つには、脳内の神経伝達物質であるセロトニンやドパミンの機能障害が想定されていますが、まだ仮説の域を出ていません。遺伝についても多くの研究がされています。境界性パーソナリティ障害の遺伝率は35～45％と言われていますが、原因遺伝子は特定されていません。心理的な原因としては、幼少期の虐待やネグレクトなどトラウマとの関連が指摘されており、**境界性パーソナリティ障害の患者の30～90％が幼少期にそのような辛い体験をしたことがあるとの報告**があります。このように、境界性パーソナリティ障害の発病メカニズムは、神経伝達物質や遺伝といった生物学的要因だけでなく、環境要因が大きな影響を与えることが推測されています。

【数字】境界性パーソナリティ障害の頻度ですが、成人においては1～3％と言われています。

一方、大学生に関するメタアナリシスによると、0・5から32・1％と幅広い結果が示されており[52]、これはこの年代における境界性パーソナリティ障害の実態が十分把握されていないことを示唆しています。境界性パーソナリティ障害患者の調査を難しくしている原因は、ほかの疾患との合併が多いことが挙げられます。たとえば、うつ病をはじめとする気分障害の合併は70・6％、不安障害との合併は67・3％と非常に高い数字を示しています。さらに境界性パーソナリティ障害は、ほかのパーソナリティ障害との合併率も高く（73・9％）、特に自己愛性パーソナリティ障害との合併率は38・9％だそうです。このほか、同研究によると、女性の境界性パーソナリティ障害患者のうち、約半数（47・2％）がＰＴＳＤと診断されたそうです。このように、境界性パーソナリティ障害はさまざまな病態が混在しているため、**ベテランの精神科医であっても初見で見抜けないことがしばしばあります**。最初は「うつ病」「双極性障害Ⅱ型」「発達障害」などと診断されていたケースが、治療が進むにつれて境界性パーソナリティ障害の特徴が現れてくる……なんてこともざらにあるのです。

次に境界性パーソナリティ障害の診断基準にも含まれる、自殺に関係する数字を示します。境界性パーソナリティ障害の患者は、希死念慮が高まると、しばしば周囲に自殺をほのめかします。たとえば夜中に電話やメール（最近ではＳＮＳ）で「死にたい」「死にます」「探さないで」と、家族・恋人・友人などの関係者に伝え、周囲を慌てさせます。驚いた関係者は必死で本人の居場所を探そうと知人に連絡したり、場合によっては警察に捜索願いを出したりします。騒動の度に本人は「もう二度とこんなことはしません」と反省するのですが、残念なことに自殺未遂は何度も繰り返され、そのうち周囲も疲弊し、「またか」という気持ちになります。巷に「死にたいと言う人に限って死ぬことはない」などという通説があるようですが、このような騒動に巻き込まれた人の感想が一人歩きしているせいかもしれません。しかし実際のところ、「死にたいと言う人に限って死ぬことはない」というのは、境界性パーソナリティ障害にもあてはまることなのでしょうか？　海外のデータによると、境界性パーソナリティ障害の患者のうち、自殺を試みる患者は全体の8割前後と言われていますが、自殺を完遂する方は3～10％だそうです[53]。これは、本書で説明した各精神疾患における自殺率・死亡率と比較しても、高い数字であることがおわかりいただけると思います（うつ病の自殺率が3％前後）。したがって、**境界性パーソナリティ障害において「死にたいと言う人に限って死ぬことはない」という噂はあてはまらない**と言えます。

【治療について】　現時点において、境界性パーソナリティ障害そのものを治療する薬はありません。にもかかわらず、境界性パーソナリティ障害の患者には複数の種類の向精神薬が処方されることがしばしばあります。これにはいくつかの理由が考えられますが、先に紹介したように境界性パーソナリティ障害には数多くの合併症があり、それぞれの症状に合わせて処方されることが挙げられます。たとえば、うつ症状なら抗うつ剤、不安が強ければ抗不安薬、眠れなければ睡眠薬、イライラや衝動性に抗てんかん薬や抗精神病薬……という具合にあらゆる薬がごちゃ混ぜで処方されているケースもあります。そして、もう１つ挙げられる理由として、患者から「何かしてほしい」という強いプレッシャーを医師が感じるがゆえに処方する……ということが考えられます。境界性パーソナリティ障害の患者は依存心が強く、しかも自分の要求が通らないと憤慨する人が多いため、医師も仕方なく処方することがあります。これは決して良いことではないのですが、順番待ちをしているほかの患者さんへの影響や、クリニックの経営的なことを考えると、一概に責めることはできないと感じます。ちなみにイギリスが作成した境界性パーソナリティ障害の治療ガイドラインの中では、**「境界性パーソナリティ障害に対していかなる薬物療法も用いるべきではないが、合併症の治療や緊急時においては使用を考慮する」**としており、薬物療法についてはかなり慎重な姿勢を示しています[54]。これは、この疾患に対して明確な薬効がないことに加え、大量服薬のリスクを回避するためなのです。このように、境界性パーソナリティ障害の方には基本的には処方はしないほうが良く、処方する場合でも最低限の処方にとどめるべきと考えます。

では、境界性パーソナリティ障害の治療はどのようにするべきなのでしょうか？　それは、精神療法、中でも**弁証法的行動療法**が効果的と言われています。弁証法的行動療法は、ワシントン大学のマーシャ・リネハン教授が開発した認知行動療法であり、境界性パーソナリティ障害に特化した治療法です[55]。科学的にもこの有効性は確認されており、多くの国々でおこなわれています。この治療法のコンセプトとしては、**「患者が、自分自身、世の中、そして他人を受け入れる手助けをすることに重点を置く」**ことです。詳細は紙面の都合上、省略しますが、患者は個人療法を週に1回受け、グループ・スキル・トレーニングに参加します。治療者は、ほかの治療者とチームを作り、お互いに意見交換し、励まし、サポートし合います。また、個人精神療法を担当する治療者は、随時電話での相談を受けることもありますが、あくまで「自傷行為をしそうになったとき」であり、「自傷してしまったあと」は連絡することができません。これは、自傷したことに対して負の強化を与えないためです。「自傷すれば治療者と電話できる」という間違った行動パターンを身につけないために、このような対応を取ります。弁証法的行動療法は、個々人に対して十分なケアをおこなう治療法ではあるのですが、人的そして時間的コストのため、残念ながら日本でおこなわれている医療施設はそれほど多くありません。このため、本治療法を受けたい場合は、あらかじめ医療機関に相談してから受診したほうが良いでしょう。

ところで、このように重篤な精神疾患である境界性パーソナリティ障害は治るのでしょうか？そのような疑問を持ったご家族の方も多いと思いますが、**実は境界性パーソナリティ障害の予後は意外にもそれほど悪くないことがわかっています。**たとえばアメリカのマクリーン病院でおこなった、境界性パーソナリティ障害の患者を10年間フォローアップした研究があります。この研究では、同病院に入院した290名の患者を2年ごとに合計10年間フォローアップし、境界性パーソナリティ障害の症状の有無を確認しています。その結果、調査開始から2年後には34％の患者が、そして4年目には55％の患者が診断基準を満たさない状態（寛解）になったそうです。さらに10年後にはなんと93％もの患者が寛解しています[56]。このように長期的視点に立つと、境界性パーソナリティ障害の症状というのは「はしか（麻疹）」のように、一過性のものに思えませんか？　これは筆者の個人的考えなのですが、境界性パーソナリティ障害の人たちは、パーソナリティの成熟、そしてアイデンティティの確立まで、一般の人よりも少々時間がかかる人たちではないでしょうか。つまり、「（ちょっと激しい）反抗期が長引いている人たち」というのが、この疾患の本質なのかもしれません。

【ご家族へのアドバイス】前述の通り、境界性パーソナリティ障害は、周囲の人々を騒動に巻き込むので、ご家族をはじめとする関係者は大変な苦労をされてきたと思います。中には繰り返しの自殺未遂に疲れ、「どうせ死なないんでしょ？」とお子さんを突き放すような考えをする方もいらっしゃるかもしれません。しかし、「死にたい」と思う気持ち（希死念慮）は常に存在するわけではありません。**死にたいという気持ちは「打ち寄せる波」**のように、本人に迫っては遠ざかることを繰り返します。辛い気持ちをじっとこらえると、そのうちその辛い気持ちも徐々に軽減していきますが、耐えきれなくなったときに、人は周囲にその気持ちを伝えようとします。海辺の波は、干潮の時はそれほど近くまで届きませんが、満潮時は予想もしない所まで到達することがあります。境界性パーソナリティ障害の自殺完遂も、いろいろな条件が重なった結果、周囲が予想しない水準まで希死念慮が高まった結果なのかもしれません。とは言え、境界性パーソナリティ障害の患者と真正面から向き合うのは、家族といえども正直キツイと思います。そこで必要になってくるのが、**家族療法**です。家族療法の具体的な方法はさまざまですが、基本的には家族の孤独感の解消、家族の患者への接し方の修正が重要なポイントです。孤独感の解消ですが、これは摂食障害の章でも説明しましたが、**夫婦の協力関係の強化**が重要です。とかくパーソナリティ障害の患者を子どもに持つ母親は、「子育ての失敗」として自分を責めがちであり、またパートナーである夫も治療に非協力的な場合があります。境界性パーソナリティ障害の治療は、患者に一番近い存在である両親の力が必要なので、この夫婦関係の強化が家族療法の中では大切になってきます。夫婦で問題を解決することで、母親の孤立感を解消し、精神的負担を軽減することが可能となります。また家族を対象とした**グループカウンセリング**も効果的で、他の家族の問題点や対処法などを知ることで、子どもへの接し方を学ぶことができます。そして何よりも、「子どものことで悩んでいるのは、自分たちだけじゃない」という仲間意識が生まれ、この意識が精神的な支えになります。

家族がどのように境界性パーソナリティ障害のお子さんに接したら良いか、具体的な方法やコツについては、とても本書では説明しきれません。家族向けのさまざまな本が出ていますが、その中でも黒田章史先生の「治療者と家族のための境界性パーソナリティ障害治療ガイド」は、実践的でとてもわかりやすい良書です[57]。興味のある方は是非ご参照ください。

9　薬物依存症

【症例】J君。25歳男性。理系大学院生。高校卒業後、1年ほどアメリカに語学留学した。その時、友人から勧められて大麻を吸った。大麻を吸うと幸福感が得られ、不安な気持ちが軽減するため、ときどき友人から分けてもらうようになる。日本に帰国してからも、「もう一度、あの感覚を味わいたい」と思い、インターネットなどを介して大麻を購入していた。そのうち大麻だけなく、覚せい剤にも手を出すようになり、違法薬物所持のため（覚せい剤取締り法違反、大麻取締り法違反）、警察に逮捕された。

【解説】薬物依存症とは、大麻・覚せい剤などの違法薬物を繰り返し使用し、やめられなくなった状態です。違法薬物以外にも、シンナーなどの有機溶剤や、風邪薬、痛み止めなどを本来の用法とは異なる目的で使用することを「薬物乱用」と呼び、これもなかなか使用をやめることができないため、薬物依存症に陥ることがあります。

人はなぜ薬物依存症になるのでしょうか？　「誘惑に弱い」「だらしない」「もともとそういうことに興味がある」……などと考えられているようでしたら、それは間違いです。**薬物依存症は、一度手を出すと、どんな人でも陥る可能性があります。**これは、依存形成が心だけでなく身体のレベルで起こるためなのです。前者を「精神的依存」、後者を「身体的依存」と言います。

精神的依存とは、すべての種類の薬物依存症に共通してありますが、薬物による「快感」を求める心理的な欲求を示します。要するに、「もっと快感を」「もっと刺激を」「もっと満足を」という気持ちが強まり、薬物を反復的に使用したくなる状態です。一方、身体的依存とは、薬物の慢性的な使用後に、急に薬物の摂取を中断すると、不快症状（禁断症状）を呈するようになった状態です。具体的な禁断症状としては、不安、不眠、震え、けいれん発作などが挙げられます。この禁断症状が著しい苦痛を生むため、人は薬物がなかなかやめられなくなります。

近年、若者の薬物使用の問題がクローズアップされています。特に話題になっているテーマとして、大麻について触れておきましょう。最近、カナダやアメリカの一部の州で大麻の使用が合法化されたということがニュースになっています。一方、日本をはじめとする多くの国々では、大麻は違法薬物に挙げられており、使用禁止となっています。なぜ国によって大麻への対応が異なっているのでしょうか？　それは、大麻を解禁している国と禁止している国では、薬物使用をとりまく環境が大きく異なるためです。たとえば、カナダでは２０１８年に大麻が解禁されたのですが、解禁前から大麻使用率が高く（人口の13％以上！）、闇取引（ブラックマーケット）が盛んな状態でした。このため大麻は「裏社会」で売買され、反社会組織の資金源となっていたわけです。そこで、カナダ政府は「大麻を国で管理したほうが犯罪組織撲滅につながる……」との考えに基づき、大麻解禁に踏み切ったのです。この政策が正しいか否かは、何年か先にわかるとは思いますが、個人的には「壮大な社会実験」をしているように見え、なんだか危なっかしい気もします。ところで大麻は有害なのでしょうか？　驚いたことに、「大麻は安全」「大麻を禁止している日本は遅れている」などと、ネットや一部の雑誌で言われているそうです。いろいろ読んでみると、大麻が「ガン、ＨＩＶ、喘息、痛みなどさまざまな病気に効く」とか「アルコールよりも安全」などが、大麻推奨の理由のようです。確かに症例報告や、細胞・動物実験レベルで、大麻の医学的効能を強調する論文はありますが、残念ながらそのほとんどが、**医学的エビデンス（根拠・証拠）と呼べるものではなく、人体への効果が確かめられているわけではありません。**大麻支持者がしばしば主張する、ガン患者の痛み軽減についても、ＲＣＴ（ランダム化比較試験）という厳密に薬効を調べる試験をおこなうと、その有効性は認められないようです[58]。その一方で、大麻の有害性を報告するデータが数々報告されています。たとえば、大麻と統合失調症の相関を検討した多くの研究では、大麻使用が統合失調症の発病率を有意に上げることが示されています。また、教育歴に関係なく大麻使用者は非使用者に比べてＩＱが低下するという報告や、大麻の吸引が交通事故を起こしやすくなることも研究で示されています。やはり**大麻は人体に悪影響を及ぼすため、絶対に使用するべきでないと肝に銘じてください。**

大学生が注意しなければならない違法薬物として、危険ドラッグ（脱法ドラッグ）も挙げられます。以前は、合法ドラッグなどとも呼ばれていた薬物なのですが、今では使用が法律で禁止されているため「違法」となっています。それでは危険ドラッグとは具体的にはどのような薬物なのでしょうか？　実は、危険ドラッグに厳密な定義はありません。おおまかにいうと、多幸感や快楽感を高める目的で使用される化学物質や植物などをさします。危険ドラッグは多種多様で、その効果によってアッパー系ドラッグ（気分を高揚させるタイプ）、ダウナー系ドラッグ（陶酔感や鎮静作用のあるタイプ）、サイケデリック系ドラッグ（感覚の変化や神経過敏などを起こすタイプ）などに分類されます。また、形状も多様で、錠剤、アロマ、吸引（パウダー）、喫煙などがあり、見た目だけで危険ドラッグか否かは判別できません。このため知識のない若者がファッション感覚で手を出し、痛い目にあうことがしばしばあります。危険ドラッグを使用すると、けいれん、呼吸不全、心不全など身体的にさまざまな不調をきたし、場合によっては死亡することもあります。また危険ドラッグは問題行動を引き起こすことがあり、ドラッグ使用後の車の暴走事故（池袋ＲＶ暴走死亡事故、福岡天神暴走事故）や暴力事件（マイアミゾンビ事件、シェシェシェ男事件）が、ニュースでも取り上げられました（興味のある方は、ネットで調べてみてください）。このように文字通り危険である危険ドラッグですが、実は２０１５年ごろから使用者が激減しています。これは２０１４年に薬事法が改正され、危険ドラッグの取り扱いがとても厳しくなったおかげです。このため、ここ数年は薬物依存症の専門家でも、危険ドラッグの依存症患者を診ることは少なくなったそうです。とは言え、大学生が何らかのきっかけで危険ドラッグに手を出す可能性はゼロではありません。お子さんが、何やら得体の知れない薬物を摂取しているようであれば、迷うことなく「これは何なの？」と確かめてみましょう。

覚せい剤は、日本で戦前から蔓延している違法薬物です。覚せい剤の一種である「メタンフェタミン」は、漢方薬である「麻黄」から抽出された「エフェドリン」をもとに、日本で開発されました。信じられないかもしれませんが、覚せい剤は昭和16年から薬局で「ヒロポン（ギリシャ語の〝philopons（仕事を好む）〟が由来）」という名称で市販されていたそうです。当時はその有害性は認識されておらず、「これを服用すれば気分爽快」「疲労を防ぎ、眠気も覚める」という宣伝文句で販売されていたそうです。なんだか現代のコンビニや薬局で販売されているエナジードリンクや栄養ドリンクと同じようなキャッチコピーですよね？　覚せい剤は、「国策薬」として戦争中には兵隊に支給され、戦後においては闇市へ流され日本社会に蔓延しました。１９５０年までヒロポンの使用は合法であったため、漫画「サザエさん」の作者、長谷川町子の漫画の中で、ヒロポンを飲んで笑い転げる子どもが登場するなど、覚せい剤はありふれた存在だったのです（今から考えると、恐ろしいですよね？）。ご存知のように、**覚せい剤は人を廃人にします**。1983年に日本民間放送連盟が作成したＣＭで、「覚せい剤やめますか？　それとも人間やめますか？」というフレーズが放送され、社会に大きなインパクトを与えましたが、これは本当の話なのです。覚せい剤を摂取すると、多幸感や集中力アップ、疲労感の消失などの効果が得られる一方、量が多すぎると不穏、錯乱、焦燥感、幻覚、けいれんなどが出現します。覚せい剤の効果が切れると、反跳現象と呼ばれる、無欲、疲労感、脱力、不快、抑うつ気分などが出現します。この反跳現象から逃れたいために、そして使用時の快感が忘れられないために、人は覚せい剤に再び手を出します。実際、法務省の犯罪白書によると、覚せい剤の使用によって刑務所に服役している人の約65％が再犯者と言われています。この数字から見ても、覚せい剤は依存性が高いものだとわかりますね。さらに繰り返し覚せい剤を摂取すると、「警察に追われている」「ヤクザに命を狙われる」などといった妄想や、それに関連する幻覚（幻聴）を体験するようになります。また逆耐性現象と言って、ごくわずかな覚せい剤や他の刺激物、心理的ストレスによって、容易に幻覚妄想状態に陥るようになります。こうなってくると、統合失調症と変わらない状態となり、継続的な抗精神病薬の内服が必要となります。

【数字】では、日本において薬物使用者はどのくらいいるでしょうか？　国立精神・神経医療研究センターが２０１７年に実施した全国住民調査によると、２８９９名の回答者のうち、薬物使用の生涯経験率（過去に一度でも薬物を使用したことのある人の割合）は大麻１・４％、有機溶剤１・１％、覚せい剤０・５％、コカイン０・３％、危険ドラッグ０・２％という結果でした。この数字から、本邦における薬物使用者の推計人数は１３３万人とされています。[59]また同調査によると、20代の薬物生涯使用率は１・１％、短大・大学生の使用率は１・６％となっています。加えて「薬物使用を誘われたことがある」と答えた20代は４・４％、短大・大学生では４・０％でした。つまり、**大学生の25人に1人は薬物使用を勧められ、60人に1人は薬物を実際使用しているこ とになります**。薬物依存は、真面目に生活している「堅気《かたぎ》」の人たちにとっては、まったくの無縁と思っている方もいらっしゃるかもしれませんが、こうして数字にしてみると、大学生は薬物依存に手を染める可能性が意外に高いように思えませんか？

次に、違法薬物使用の検挙数について数字を示します。警視庁が毎年公表する「組織犯罪対策に関する統計」によると、ここ5年における薬物事犯検挙件数は1万8０００件から1万９００0件の間で推移しています。薬物の種類別検挙数を見ると、1位が覚せい剤（1万４１００件）、2位が大麻（４６００件）、3位がコカイン（４００件）の順になっています。この事犯の多くが、暴力団関係者や外国人犯罪グループによるものなのですが、一般人への広がりが懸念されています。大学に関しては、覚せい剤による検挙件数は10~20件なのですが、大麻に関しては徐々に増え、平成26年度は27件、平成29年度は55件、そして平成30年度では100件ほど検挙されたそうです。これらの数字から、大学生においても大麻汚染が広がりつつあることがわかります。

【治療について】 違法薬物を摂取して比較的初期に現れる諸症状、つまり急性期においては、それぞれの症状（興奮、幻覚、妄想、抑うつ、不安、不眠など）に合わせて向精神薬を投与します。また慢性期（薬を繰り返し使用した結果生じる症状）の治療でも向精神薬を使用しますが、薬物療法は補助的なものに過ぎません。やはり一番大切なのは、「違法薬物を二度と使用しない」ということなのです。しかし、薬物依存症を自分一人の力で治すことはとても難しいと言われています。別の項でも紹介した、認知行動療法などを取り入れた医療施設への入院や通院、ダルク（DARC：Drug Addiction Rehabilitation Center）などの薬物依存回復支援施設での治療が必要となります。また、薬物依存症治療のための自助グループ（問題を抱えた当事者同士が、支え合うグループ）での治療が有効な場合があります。これは国立精神・神経医療研究センターの松本俊彦先生も指摘していますが、**薬物依存症の治療には「きずな」「仲間」がとても重要な意味をもつ**ためです[60]。当事者同士が、悩みを打ち明け、ともに助け合うことが孤立した人々を社会の輪の中につなぎとめる……これこそが患者を薬物から遠ざけるもっとも有効な手段なのです。

【ご家族へのアドバイス】 家族ができる薬物依存症患者への対応は2つあると思います。**1つは、薬物をやめさせ治療を受けさせせること**です。薬物をやめるには、本人だけでなく家族の支えが必要となります。もちろん、薬物のために家族が疲弊し、「もう関わりたくない」と距離を置きたくなる気持ちもわかります。しかし、薬物依存の患者が孤立すればするほど、薬物しか頼るものがなくなり、薬物依存からの回復が難しくなってきます。お子さんが薬物依存症から立ち直るために、是非最後まで見守ってください。**もう1つは、罪を償わせること**です。違法薬物を所持・使用することは、当然法を犯しているわけであり、やはり本人に出頭を促すべきだと思います。もちろん本人が薬物の使用によって危険な目にあっている、あるいは周囲の人を危険に晒す……などの状況であれば家族からの通報もやむなしとは思います。しかし、このような緊急事態だけでなく、たとえ問題行動がなくても「罪を償わせる」ということは、薬物依存症の経過の中で重要なステップと筆者は考えます。「薬物の使用ぐらいで……」と中には軽く考える方もいらっしゃるかもしれませんが、違法薬物に関する罰則は重くなっています。たとえば、覚せい剤・ヘロインの使用や所持に関しては10年以下の懲役、危険ドラッグについては7年以下の懲役、大麻は5年以下の懲役が科せられます。初犯の場合は大抵執行猶予がつきますが、再犯すれば執行猶予がつかず刑務所に入ることとなります。つまり、違法薬物に関する罪は、交通違反のように罰金を払う程度では済まされない重大な犯罪なのです。このように**薬物犯罪に対する罪の意識を持たせ、二度と同じ過ちを犯さないよう更生の機会を与えることが、長い目で見れば薬物依存を克服する近道**だと筆者は考えます。万が一、お子さんが過ちを犯した場合、唯一の味方であるご家族が支え、そして罪を償うよう説得しましょう。

10　自殺の問題

【症例】Kさん。21歳女性。医歯薬系学部生。叔父がうつ病で治療中。家族のつよい勧めで看護師になることを目指し、看護学科に入学。大学2年までは成績は優秀で、特に問題なかった。しかし、大学3年の実習の時、担当した患者から厳しいことを言われ、それ以降実習に出ることが苦痛となった。「そもそも、自分は本当に看護師になりたいのだろうか」と疑問をもつようになり、家族に「休学して、別の進路についても考えたい」と伝えるが、「とりあえず卒業しなさい」と反対された。数日後の朝、Kさんが2階から降りてこないため、母親がKさんの寝室に行くと、泣きながらベルトで首を絞めているKさんを発見した。

【解説】人が死にたくなるのはどういうときでしょうか。自殺の原因として、人間関係（ハラスメント、いじめ）、経済的な問題（借金、貧困）、さらに健康の問題（ガン患者、難病、うつ病）、環境の悪化（戦争、災害）などさまざまなことが引き金となりますが、**共通しているのは「絶望」**です。絶望とは、「もう望みがない、助からない」と思うことです。もう少し詳しく説明すると、「今の精神的苦痛から解放される可能性はゼロなので、死んで楽になりたい」という考えが根底にあります。Kさんの場合、看護師という職業が自分には合わず、他の職業に就きたいと思っていました。しかし、それを家族が許さず、Kさんは精神的に追い詰められます。「このままでは辛い一生を送る……」とKさんは絶望して、自殺を試みたわけです。ここで読者のみなさんも「???」と思いませんか？　確かにKさんの状況は辛いことだとは思いますが、何も死ぬことは……と感じた方もいたと思います。しかし、実際に自殺を試みる人たちは、ほかに選択の余地がないと思い込んでしまいます。これも多くの自殺者に共通する心理で、**「心理的視野狭窄」**と呼ばれる状態です。解決方法はいろいろあると思いますが、その手段が思い浮かばず、「自殺」しか解決方法がないと思い込んでしまうのです。逆に言えば、解決方法が明確になれば、自殺を防ぐことはできますが、この間違った考え方（認知の歪み）を自分で矯正することは難しい場合があります。医療、心理相談、そして何より**家族の支えによって「絶望」という暗闇の中から、一筋の光となる「希望」を見つけてあげることが大切**なのです。

ところでどんな人が自殺をしやすいのでしょうか。これについては多くの国々で疫学的な調査をおこなっています。自殺の背景には、経済、宗教、教育、社会情勢、治安などさまざまな要因が絡み合っていますが、いくつかの共通点があります。たとえば、男性は女性よりも自殺率が2倍高く、特に先進国においては約3倍高いといわれています。**日本においても男性のほうが女性より約2・5倍ほど自殺率が高い**といわれています。逆に、自殺と関係の深いうつ病については、一般的に女性のほうが罹患率は高いことが示されています。この矛盾を自殺における性的矛盾（ジェンダーパラドックス）とよび、昔からその原因は議論の対象となってきました。これには、男性のほうが破壊的行動を取りやすい（確実に死ねる方法をとりやすい）、男性のほうが社会的に自立を求められる、女性のほうが援助希求行動（助けを求める行動）を取りやすい、などの理由が挙げられていますが、国々の文化背景によって性、自殺、うつ病の三者の関係性は大きく異なります。このほかにも、高齢、性的マイノリティー、先住民族（ネイティブアメリカン、イヌイット、アボリジニなど）、無職などが、自殺者に共通したリスクファクターとして挙げられます。一方、大学生においては、どのような人が自殺しやすいのでしょうか。毎年国立大学が実施している「休退学調査」によると、平成27年度のデータにおいては自殺者の実に3割が留年歴があったそうです。これについては、「留年によって心身に不調をきたし、その結果自殺する」、という考え方と、「心身に不調をきたした結果、留年する」という2つの考え方があると思いますが、いずれにせよ**留年と自殺に相関があることは間違いない**ようです。

次に、「自殺しやすい時間・時期」について説明します。最近、早稲田大学と大阪大学の共同研究グループが、自殺の多い曜日と時間帯について世代別に解析した研究を報告しています。[61]この調査によると1995～2014年においては、40～65歳の中高年男性の自殺は月曜日の朝に多く、**20～39歳の比較的若い世代においては、曜日別の自殺者数に大きな差はないものの、真夜**

図5　月別自殺者数

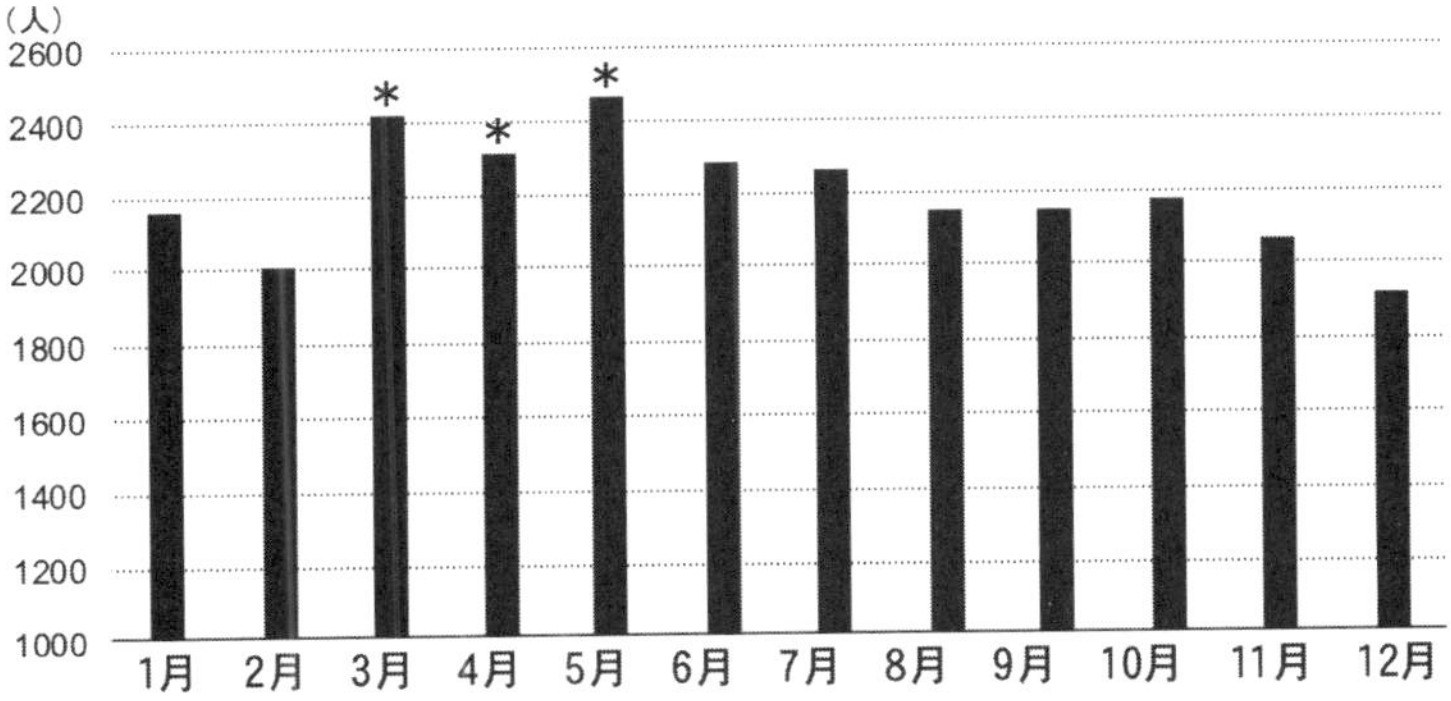

過去10年のデータ(Ｈ21年からＨ30年)を元に、各月の平均自殺者数を計算した。５月、３月、４月の順で自殺者数が多い。

中と早朝に自殺のピークがあったそうです。一方女性については、20～39歳の比較的若い世代においては、特に自殺が集中する曜日・時間帯はありませんが、40～65歳の中高年においては昼の12時前後に自殺が多いことがわかりました。中高年が月曜日の朝に多いのは、いわゆる「ブルーマンデー効果」と考えられ、苦しいながらもなんとか日曜日を過ごせたが、月曜日の朝がくると、「また苦しい一週間がはじまる……」と絶望し、家族が目を覚ます前に自殺する……という状況が想像できます。では、月別に見た場合、自殺の多い時期はあるのでしょうか？　警視庁が毎年発表している「自殺統計」の過去10年分（平成21年から平成30年）のデータを集計し、月ごとの平均自殺者数を表したのが**図5**です。[62]過去10年の平均をみると、5月、

3月、4月の順で多くなっています。このデータをみると、やはり「五月病」という言葉からもわかるように、この時期に多くの方がメンタルヘルスに問題を抱えることがわかります。

【数字】自殺は世界的に見ても深刻な課題です。世界保健機構（ＷＨＯ）によると、毎年80万人が自ら死を選んでいますが、これは実に**40秒に1人が自殺**していることを示しています。しかし、この数字は正確な数字ではなく、実際はより多くの人が自殺していると言われています。その理由は、日本を含めほとんどの国で自殺をタブー視しているためです。特に、宗教がこのタブー視に影響していると言われており、たとえばキリスト教圏やイスラム教圏の国々では自殺を「罪」とみなし、葬儀を忌避されることがあるようです。また日本においても、残された親族は自殺のことを隠す傾向にあります。実際、筆者も大学で学生の自殺対応をすることがありますが、そのときに家族から「自殺ということは伏せておいてください」と頼まれることがあります。このような親族の自殺に対する態度から、調査から得られる数字は実際の数字より少ないと考えられます。では、大学生を含む若者の自殺はどうなっているでしょうか。【解説】でも説明しましたが、自殺率は高齢者に高い傾向があり、たとえば80歳以上の自殺率（10万人あたりの自殺者数）は、男性で60・1人、女性で27・8人、70歳代の自殺率は男性で42・2人、女性で18・7人です。一方、15～29歳の若者世代については男性で15・3人、女性で11・2人となっています。これらの数字を見ると、若者の自殺はそれほど大きな問題ではないように思えるかもしれませんが、別の数字を見ると考えが変わると思います。WHOの大規模調査によると15～24歳における死亡原因の2位が自殺となっており、若者においても自殺が深刻な問題であることがわかります。ちなみに**日本においては、15～29歳の死因第1位が自殺**です。このように世界、そして日本においても**若者の自殺対策はまったなしの状態**なのです。

もう少し日本における自殺の現状について数字を挙げて説明します。ご存知かもしれませんが、日本における自殺者の発生率は、ほかの国々と比較して高く（人口10万人あたり18・5人）、2016年の調査によると世界第14位となっています。日本における自殺者数は、バブル経済の崩壊による大型倒産が相次いだ1998年から年間3万人台に突入し、2011年まで高止まりの状態でした。しかし、自殺対策が本格化してからは自殺者数は減少に転じ、2017年においては2万1000人まで減っています。特に、自殺率がもっとも高い50代については激減しており、たとえば2014年における自殺率はピーク時よりも36・1%減少しています。このように日本の自殺対策は効果を示しているように見えますが、実は20代の自殺率は他の年齢層ほど減少していません。つまり、日本における若者の自殺対策はさらに進める必要があります。

では、若者はなぜ自殺するのでしょうか。毎年警視庁は、自殺した方々の亡くなった推定動機を公表しています。このデータによると、平成30年度における年齢階級別自殺動機を見ると、20～29歳の自殺者数は2274名（男：1542名、女：732名）であり、そのうち**1位が健**

康問題（１０７３名）、**2位が経済・生活問題**（４７９名）、3位が勤務の問題（４２５名）、**4位が家庭の問題**（４１０名）となっています（重複解答あり）。１位の健康問題ですが、これは自殺する前にうつ病をはじめとするメンタルヘルスの問題を抱えて亡くなった方が多く含まれます。２位については、要するにお金の問題、３位についてては過重労働やハラスメントなどが含まれます。次に職業別の自殺動機を見ますと、学生の自殺者数は全体で７７１名（男：４８２名、女：２８９名）であり、そのうち1位が学校問題（３２９名）、**2位が健康問題**（１７１名）、**3位が家庭問題**（１２５名）、4位が男女問題（52名）となっています（重複解答あり）。１位の学校問題は学業不振やいじめなどが含まれます。また3位の家庭問題は親との関係（虐待など）に悩むケースが含まれています。自殺の原因を年代と学生という２つの切り口で見ると、**健康（メンタルヘルス）、そして家族関係が、大学生の自殺を考える上でキーポイント**となることがおわかりになったと思います。

【自殺対策】「自殺」そのものは病気ではないので、ここでは「治療」ではなく「自殺対策」について説明します。前述の通り、日本ではかつて年間3万人以上が自殺しており、世界的に見ても自殺率が高い国の1つでありました。しかし、平成18年に自殺対策基本法が施行され、官民挙げて包括的な自殺対策がおこなわれました。この自殺対策において重視されるのは、①教育・啓発、②早期発見、③治療介入、④心の健康づくり、⑤ポストベンション、などであり、国としてはこれらの対策を実施するにあたり、調査、人材育成、支援システムの整備などをおこなっています。具体的な内容ですが、たとえば教育・啓発に関しては「自殺予防週間」が挙げられ、これは9月10日が「世界自殺予防デー」であることにちなんで、毎年9月10日からの1週間を自殺予防週間と設定し、国や地方公共団体が連携して、自殺予防の啓発活動をおこなっています。また早期発見についてですが、「ゲートキーパー」と呼ばれる、自殺の危険を示すサインに気づき、適切な対応を図ることができる人材の育成などが挙げられます。また「お父さん、眠れている？」と声かけをするうつ病対策キャンペーンなどの取り組みも、早期発見に役立っています。治療介入については、家族・同僚・ゲートキーパーなどが自殺の危険性に気づいた場合、医療機関や相談機関へつなげることが該当します。医療現場においては、自殺未遂をして救急病院に搬送された場合、その患者を精神科医やソーシャルワーカーに紹介するなど、医療機関同士や福祉との連携も治療介入に含まれます。こころの健康づくりですが、メンタルヘルスチェックや、リラクゼーション、また悩みがある時は周囲に相談できるような体制づくりなどを各自治体がおこなっています。最後のポストベンションですが、これは不幸にして自殺が生じてしまった場合、遺された家族や知人における心理的影響を可能な限り少なくするための対策です。自殺は周囲に大きな心理的なストレスを与えます。場合によっては、**1つの自殺が別の自殺を誘発させることがあります**（群発自殺と言います）。このようにポストベンションは、自殺の拡大を食い止めるという大きな役割を担っています。

【ご家族へのアドバイス】この節の冒頭でも説明しましたが、自殺は「絶望」から起こります。しかし、人は「希望」を与えられることにより、絶望から抜け出すことが可能となります。そして、この**「希望」を与えられるのは他ならぬ家族**だと筆者は考えます。ご家族の中には、「自殺について話すことは良くない」と、「自殺」をタブーに思っている方もいるかもしれません。しかし、今や自殺について積極的に言及することのほうが、自殺を予防できると言われています。ご家族から見て、「以前と様子が違う」「何か思いつめている」と感じた場合、まずは「何か心配事でもあるの？」と声かけをし、「どんなことがあっても、あなたの味方だから」というメッセージを是非伝えてください。その一言が、自殺予防につながります。

11　発達障害

【症例1】L君。18歳男性。理系学部生。出生時に異常はなかったが、初語とつかまり立ちがやや遅れ気味（2歳）であった。幼稚園のころから運動が苦手で、外で遊ぶことよりも屋内で一人遊びをすることが多かった。鉄道に強い興味を抱き、小学校低学年のときには車種、時刻表、路線名などを詳細に暗記していた。学校では無口で、中学1年生のころにいじめにあい、一時期不登校ぎみになった。高校は地元の進学校に入学し、そこでは大きなトラブルはなかったが、親しい友達はいなかった。現役で某大学に進学するが、要領が悪く、課題をこなすことができず、とうとう授業にも行かなくなった。サークルには入ったものの周囲と打ち解けず、次第にサークルからも足が遠のいた。心配した母親が大学の保健管理センターに相談に来たが、本人は特に困った様子はない……。

【症例２】M君。18歳男性。理系学部生。低出生体重児であったが、大病を患うことなく乳児期を過ごす。幼稚園のころから活発で、外で遊ぶことが大好きだった。しかし、気に入らないことがあると他の園児を叩くなど粗暴な面があった。小学校の低学年のときは、授業中に席を離れたりふざけたりするため、成績表には「落ち着きがない」と記載されていた。整理整頓が苦手で、学校の机には教科書やプリントが無造作に突っ込まれ、筆記用具をしばしば紛失した。中学生から落ち着きは出てきたが、忘れ物は相変わらずだったので、教科書はすべて学校に置いていた。高校時代は大きな問題はなかったが、朝起きることが苦手で、いつも遅刻ギリギリの時間に登校していた。大学に進学して一人暮らしを始めたが、朝起きることができず、１限目の授業はほとんど出席できなかった。また、スケジュール管理が苦手で、アルバイトや友達との約束をすっぽかすことがしばしばあった。朝起きれないことを相談するため、大学の保健管理センターを受診した。

【解説】最近、何かと話題となっている発達障害について解説します。症例1のL君は、発達障害のなかでも自閉スペクトラム症と言われる障害に該当します。自閉スペクトラム症とは、幼少のころから対人関係が苦手で、行動や関心のパターンが限定的であるために、柔軟な対応ができない障害です。具体的には、「空気が読めない」「話が一方的」「友達と親密な関係が築けない」「自分のやり方にこだわる」「好きなことはとことんやるが、嫌いなことはまったく手をつけない」「急な予定の変更が苦手」などの思考・行動パターンが挙げられます。また、**自閉スペクトラム症は「心の理論」の障害**ともいわれており、「相手がどう思うのか（感じるのか）、想像できない」「自分の感想を表現するのが苦手」などの特徴があります。このような特性のため自閉スペクトラム症の学生は、大学生活に支障をきたすことが多いはずなのですが、L君のようにあまり**「困り感」がない**学生も多く、本人よりも家族が心配して相談にくるケースもあります。

もうひとつ大学生活で問題となる発達障害として、注意欠陥／多動性障害（ADHD）が挙げられます。症例2のM君は、まさにADHDの典型です。ADHDはおおまかに言うと、不注意（集中力がない）、多動性（落ち着きがない）、衝動性（思いつくとすぐ行動に移してしまう）、という症状がみられる障害です。**ADHDの症状のうち、多動性や衝動性は幼少期のころは目立ちますが、成長するとむしろ不注意が問題**となります。不注意の具体例としては、M君のようにスケジュール管理や片付けが苦手などのほかに、仕事や作業を順序立ててできない、ケアレスミスが多いなどの問題が挙げられます。大学生においては、「朝起きれなくて、１限目に出られない」「課題・宿題の提出期限が守れない」「マニュアルを読んでも、その通りにできない」「予定をいっぱいにしすぎて、タスクをこなせない」などの相談がよくあります。

自閉スペクトラム症もＡＤＨＤも生まれつきの問題であるため、本人もなんとなく「生きづらさ」を感じつつ、その原因が何なのかわからず過ごしてきた方が多いです。その結果、自分について肯定的な考えを持てず、自己評価が低くなる人もいます。自分に対するネガティブな感情が高まると、発達障害以外の精神疾患、たとえばうつ病や不安障害などが発病することがあり、これを**二次障害**といいます。我々、精神科のもとに来る学生の多くは、この二次障害の治療を求めてくる方が大半であり、生育歴を聞いて「ひょっとして発達障害？」と、初めて疑います。しかし、ここで覚えていただきたいのは、精神科医が初見で発達障害を診断することはできないということです。話をうかがって症状を診断基準にあてはめる作業はできますが、発達障害の診断のためには、本人の幼少期を知っているご両親からの情報収集が必須であり、加えて詳細な心理テストをおこなう必要があります。さらに精神科医が診察を繰り返し、今の諸問題が一過性のものなのか、あるいは持続的なものなのかを評価し、その上で診断をくだします。これは精神疾患全体にあてはまりますが、精神疾患は面接した時点での評価（横断的診断）が必要なのと同時に、時間経過とともにどのように症状が変化するのかを評価する必要があるためです（縦断的診断）。

しかも、発達障害は生まれつきのものであり、うつ病や不安障害のように「寛解（症状がなくなる）」ということはないため、**本人が診断を求めることと同時に、診断を受けることのリスクとベネフィットを十分理解した上で、慎重になされるもの**と筆者は考えます。

【数字】 ＷＨＯによると、世界における自閉スペクトラム症の頻度は、１６０人に１人の割合だそうです。１６０人に１人ということは、他の精神疾患と比べても「ありふれた疾患（common disease）」と言えますが、実はこの自閉スペクトラム症、かつてはまれな疾患と考えられていました。たとえば１９７５年においては、自閉スペクトラム症の患者数は５０００人に１人の割合といわれており、単純計算するとここ40年で30倍以上増えたことになります。「30倍」と聞くと、「なぜこんなに増えたんだ？」と驚かれると思いますが、これにはカラクリがあります。１つは診断基準の変更です。特にアメリカ精神神経学会が作成しているＤＳＭ（Diagnostic and Statistical Manual of Mental Disorders）が改定された１９９４年以降、自閉スペクトラム症の診断件数が増加しており、詳細な統計解析から**増加の33％は診断基準の変更で説明がつく**そうです[63]。また、かつて「アスペルガー症候群」と呼ばれる自閉スペクトラム症に含まれる疾患が社会的に注目を集め、その結果、臨床医が診断の際に、この疾患を意識するようになったことも一因と考えられます。同時に、心理テストを含めた診断ツールの発達も、自閉スペクトラム症を「発見しやすい状況」を生み出したと思います。このような社会的な要因とは別に、もう１つ重要な生物学的原因があります。それは出産年齢の高齢化です。実は自閉スペクトラム症については、かなり前から高齢出産と関連することが指摘されています[64]。また母親だけでなく、父親の年齢も自閉スペクトラム症の発病リスクを上昇させることが示唆されており、最近流行りの「年の差婚」も自閉スペクトラム症の発病リスクになると報告されています。このように自閉スペクトラム症と結婚・出産には密接な関係があることは明白なのですが、不思議なことに日本ではあまり話題になりません。晩婚化が１つのトレンドになっている現代日本ですが、晩婚化と自閉スペクトラム症増加の関係を否定することのほうが難しいので、もう少し周知されても良いことだと個人的には思います。

ＡＤＨＤの頻度についてですが、18歳以下の子どもについては全世界で７・２％という数字が出されています[65]。男女比についてですが、ほとんどの大規模調査で男性に多いとの報告がなされており、たとえばヨーロッパでおこなった調査における男女比は3:1～16:1となっています。自閉スペクトラム症ほどではありませんが、**ＡＤＨＤも増加傾向**を示しており、ここ20年で１・７倍ほど増えています[66]。増加の理由は自閉スペクトラム症と同様、社会的関心の高まり、診断ツールの発達、生物学的要因など、多くの因子が関わります。生物学的な要因としては、自閉スペクトラム症とは逆に、母親の年齢が若いとＡＤＨＤを発病するリスクが高まります。しかし、先ほども述べたように日本は晩婚化が進んでいます。それではなぜＡＤＨＤは増えているのでしょうか？　**ＡＤＨＤ増加の原因として、ＡＤＨＤの発病リスクである低出生体重と未熟児の増加が挙げられます。**特に未熟児である場合、ＡＤＨＤとなるリスクは２・64倍にまで増えます(67)。日本においては、低出生体重児（２５００ｇ未満出生）の割合が徐々に増え、１９７０年代には５％前後だったのが２０１６年には８～10％に増加しています。早産に関しても、低出生体重ほどではありませんが、増加傾向を示しています。このように自閉スペクトラム症同様に、妊娠・出産に関わる問題の増加が、ＡＤＨＤの増加を引き起こしている可能性は高いと考えられます。ＡＤＨＤに関する、もう1つ重要な数字を挙げたいと思います。それは、ＡＤＨＤに合併するほかの精神疾患です。ヨーロッパの研究グループによると、ＡＤＨＤではないほかの精神疾患と比べて、睡眠障害と反抗挑戦性障害がＡＤＨＤに合併しやすい疾患であることがわかりました。**睡眠障害、特にいわゆる不眠症（入眠困難、中途覚醒）については子どものＡＤＨＤの73・3％、大人のＡＤＨＤの66・8％で見られる**そうです(68)。これは多くのＡＤＨＤ患者に睡眠調節の機能障害があるためです。実際、Ｍ君のように「朝が苦手」とか「ついつい夜更かしをする」と訴える学生さんの生育歴を聞くと、かなりの確率でＡＤＨＤを疑うエピソードがあります。一方、ＡＤＨＤに合併しやすいもう1つの障害である、反抗挑戦性障害はあまり聞いたことがない言葉だと思います。反抗挑戦性障害とは、就学前に発症しやすく、青年期まで続く障害であり、その症状は「怒りっぽい（かんしゃくもち）」「口論好き・挑発的」「執念深い」が主であり、特に大人（親、学校の先生）などに対して反抗的な態度を示します。反抗的な態度もおおごとにならなければ良いのですが、中には素行障害（いわゆる非行）や反社会性パーソナリティ障害に発展するケースもあります。こうなると、アウトローな人生を歩む可能性が高くなるため、その前に医療機関、教育機関、児童相談所、保健所など地域専門機関につなげることが重要です。

【治療について】まず、発達障害の薬物療法について説明します。**自閉スペクトラム症については、現在保険適応がある治療薬はありません。**まだ実用化には至っていませんが、自閉スペクトラム症の中核症状である、コミュニケーション障害に対する治療薬として、「愛情」や「幸福感」に関与する「オキシトシン」というホルモンの臨床試験がおこなわれており、その成果が期待されています。自閉スペクトラム症の中核症状ではなく、二次障害として生じるうつ症状や不安症状に対しては、それぞれ抗うつ剤や抗不安薬を処方することがあります。また情緒不安定なケースについては、双極性障害の治療で用いる気分安定薬を使うこともありますし、攻撃性が高いケースでは抗精神病薬を処方することもあります。いずれにせよ、自閉スペクトラム症そのものではなく、随伴する症状に対して、あくまで対症的に治療をおこなっているのが現状です。

一方、**ＡＤＨＤについては保険適応となる薬剤がいくつかあります。**２０１９年６月現在では、メチルフェニデート、アトモキセチン、グアンファシン、リスデキサンフェタミンメシルの４剤が使用可能となっています。これらの薬剤は、基本的に覚醒（目覚めさせる）効果があり、

ＡＤＨＤにみられる日中の眠気、不注意などの改善が期待できると言われています。これらの作用を見ると、「ＡＤＨＤじゃなくても使ってみたい」と思う方がいらっしゃるかもしれませんが、安易な使用はやめたほうが良いでしょう。それは、メチルフェニデートとリスデキサンフェタミンメシルはいわゆる「覚せい剤」に分類されているためです。覚せい剤なので、当然依存性の懸念があり、使用にあたっては慎重な判断が必要です。またアトモキセチンやグアンファシンについては、眠気や頭痛などの副作用があるため、かえって学業の妨げになることもあります。さらにＡＤＨＤの場合、二次障害の治療薬として抗うつ剤を使用することがありますが、これらのＡＤＨＤ治療薬は、抗うつ剤の血中濃度を上昇させることがあります。したがって、飲み合わせには十分気をつける必要があり、専門家の指導のもとで使用すべき薬剤なのです。

薬物療法は発達障害の治療法としては、あくまで補助的なものです。治療で重要になってくるのは、各人の発達特性を十分理解し、何が得意で何が不得意なのかを確認した上で、ソーシャルスキルトレーニングや、心理療法などをおこなうことなのです。また、大学生は適応となることは少ないかもしれませんが、両親への心理的訓練プログラム（ペアレンタルトレーニング）も、間接的ですが症状軽減につながることがあります。

【ご家族へのアドバイス】 大学入学前にすでに発達障害の診断がついているお子さんをお持ちのご家族は、お子さんが「苦手なこと」を理解しているため、大学における困難について、ある程度予想されているかと思います。一方、大学入学後にはじめて「お子さんは発達障害かも」と指摘されるご家族にとっては、大学での不適応も、そして診断そのものも、「寝耳に水」という感じではないでしょうか。発達障害における特定のタスクの困難さは、「努力」「根性」などではどうすることもできません。「できないもの」は「できない」のです。筆者は、発達障害に基づくさまざまな困難を精神論で解決しようとする試みについて、「ペンギンに〝空を飛べ〟と言うようなものだ」と説明しています。ご存知のようにペンギンは鳥類なのですが、空を飛べません。したがって、誰も無理やり空を飛ばそうとは思いません。その理由はとてもシンプルで、「ペンギンは空を飛べない」という事実を誰もが知っているからです。一方、発達障害の学生の場合、「できないことは、できない」という状況であるにもかかわらず、周囲は「大学生ならできて当然」というスタンスで接してしまいます。つまり、発達障害の学生ができないことを「頑張れ」「やればできる」と励ますことは、ペンギンに「空を飛べ！」と言うようなことなのです。ペンギンが空を飛べないのと同様に、お子さんの「できないこと」を「あたり前」と受け止め、その上でどうすればお子さんが活躍できるかを共に考えることが重要であることを理解していただきたいと思います。

そうは言っても、発達障害をもつ学生の多くは、実際の大学生活でうまくいかないことがしばしばあり、本人やご家族だけでは解決できないこともあります。そこでお勧めする解決策とし

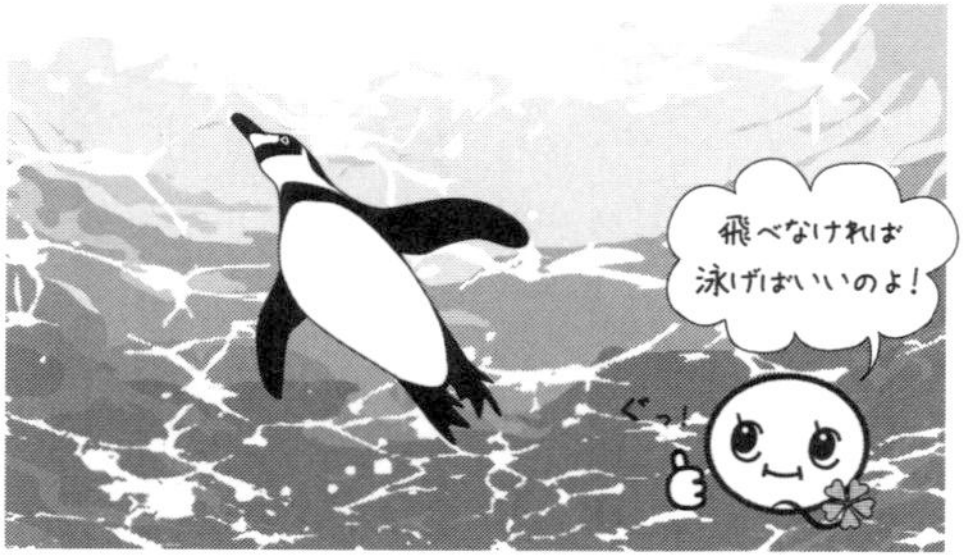

て、**大学における「合理的配慮」の活用**があります。これは平成28年4月1日に施行された「障害を理由とする差別の解消の推進に関する法律」に基づくものであり、大学を含むあらゆる公的機関は障害をもつ人に対して「合理的」な配慮をすることが義務化されました。この法律における「障害」とは車椅子を使用している人や、視覚障害や聴覚障害といったいわゆる「身体的な障害」をもつ人のほかに、発達障害やうつ病、統合失調症などの精神障害者も含まれます。それぞれの障害の種類・程度に合わせて、大学側は「合理的な」配慮をおこないますが、ここで言う「合理的配慮」を定義する上で、いくつかのポイントがあります。それは、**①障害者の人権や基本的自由を確保するために必要な変更及び調整であり、②特定の場合において必要とされるものであり、③本来の目的から大きく逸れない範囲で、④配慮する側に過度な負担とならない**、という4点が合理的配慮の条件となっています。具体例を挙げるとすると、たとえば自閉スペクトラム症の学生が、グループワークや人前でのプレゼンテーションなどの課題

ができない場合、その課題の中で、本人ができる役割（たとえば記録係、資料集めなど）に限定したり、またそれも困難な場合は授業のテーマに関連するレポート課題に変更するなどの配慮がありますす。このほかにも、発達障害の学生は、授業の内容を聞きながらノートをとることができないことがあるため（同時に2つのことができないため）、授業内容のプリントをあらかじめ配布してもらったりすることも可能です。また障害のため、ほかの人よりも単位取得まで時間がかかる場合は、大学によって長期履修制度を適応してもらうこともできます。これらの例は合理的配慮のごく一部なので、修学上なにか大学側にしてもらいたいことがあれば、大学内の学生係や障害支援窓口などにまずは相談してみてください（学生係と障害支援窓口については後述します）。少しの手助けで、お子さんが抱える修学上の問題が解決されるかもしれません。

〈コラム 2〉 大学移転と学生の自殺

九州大学は 2005 年度からはじまった大学移転を 2018 年に完了しました。単一キャンパスでは国内最大面積を誇る「巨大キャンパス」となった九大新キャンパス（伊都キャンパス）ですが、これだけの土地を市街地に確保することは当然できず、山林を切り開いて開発しました。このため現在でも周辺は民家や商業施設に乏しく、公共の交通機関もバスしかありません。このような状況で心配されるのが、学生や教職員のメンタルヘルスの問題です。

ご存知の方もいると思いますが、1973 年に開学した筑波大学で、メンタルヘルスの問題がクローズアップされました。筑波大学は、首都圏に集中する人口を分散するべく誕生した「人工都市」に作られたため、開設当時、大学周辺は田園地帯が広がり、「陸の孤島」と揶揄されたそうです。そして、1980 年代には研究者や学生の自殺が相次いで報告され、「筑波病」、「筑波シンドローム」などという言葉も生まれました。

筑波大学の事例を見ると、九州大学におけるメンタルヘルスも心配になります。果たして、移転後の九州大学はどのようになるのでしょうか。学生そして教職員のメンタルヘルス対策を十分行うのと同時に、大学移転の心理的影響について検証が必要です。

第4章

もしお子さんが精神疾患になったら

――相談窓口・機関の紹介――

図6　相談窓口・相談機関の例

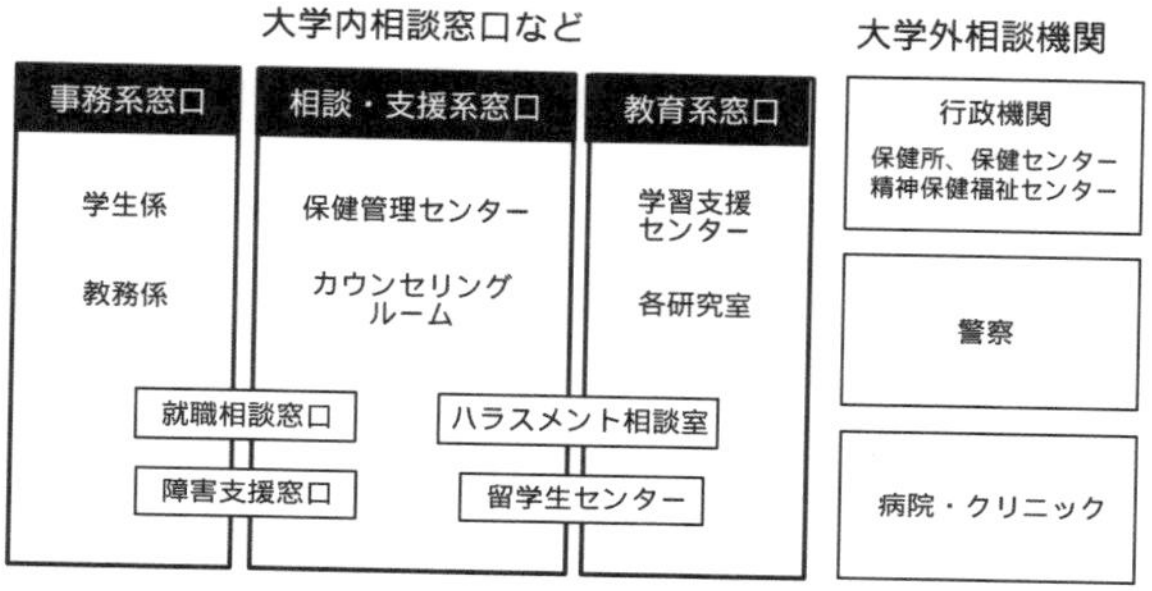

前章では大学生がかかりうる精神疾患について、各疾患ごとにおおまかに説明しました。この章までの内容を十分に理解されれば、大学生に起こりうるさまざまな精神疾患に関してイメージがわき、お子さんに「一体、何が起こっているか?」と困惑することはないと思います。しかし、実際お子さんに精神的な問題が生じた際に、具体的にどこに相談すべきかは説明していませんでした。またご家族が気づく前に、学生本人がメンタルヘルスの問題について学内外の相談機関に相談している可能性もあります。そこで本章では、お子さんにメンタルヘルス上の問題が生じた場合の**相談先や関係機関について、具体的に説明したいと思います**（図6）。

1　大学の保健室（保健管理センター）

各大学には「保健室」があります。これは学校保健安全法という法律によって設置することが決まっているためです

（学校保健安全法第７条）。しかし、小学校から高校までは「保健室」と呼ばれていた施設は、なぜか大学になると「保健センター」「保健管理センター」「健康科学センター」「医務室」「保健診療所」など、さまざまな呼び名に変わります（ちなみに、私が所属している保健管理センターは、以前は「健康科学センター」でしたが、現在は「キャンパスライフ・健康支援センター」と呼ばれています）。本書では以後、「大学の保健室」を**「保健管理センター」**と呼んで説明したいと思います。

「保健管理センター」と「高校までの保健室」は違う点がいくつかあります。その1つは、**保健管理センターにおいては、保健師だけでなく医師の診察がある**点です（高校までは、だいたい養護教諭が対応していたと思います）。特に学生の数が多い総合大学では、常勤医師が5名以上いるところもあります。一方、単科大学など小さな大学においては、月に1回程度医師が来て、健康相談に応じてくれるところもあります。医師が対応する場合、養護教諭とは違い、検査や治療を受けることも可能です（各大学の体制によりますが）。また大学によっては、カウンセラーや障害支援をおこなう専門職員なども保健管理センターに所属していることがあります。保健管理センターの役割は、大学に所属する学生の健康保持・増進をはかることにあります（大学職員については、産業保健に属するため、本書では触れません）。具体的には、実際に病気や怪我をしたときの治療のほかに、医学的な助言、外部の専門医への紹介、定期健康診断、健康維持に関する啓発活動などをおこなっています。保健管理センターに相談する場合、一般的には無料となっていますが、お薬を処方される場合、大学によっては診察料を徴収するところもあります。もし保健管理センターに、精神科医やカウンセラーがいない場合でも、近くのクリニックなどを紹介してくれますので、お子さんがメンタルの問題を抱えていそうであれば、まずは大学内の保健管理センターに相談してみましょう。

2　カウンセリングルーム（学生相談室）

多くの中学・高校でスクールカウンセラーが、学生の心のケアをおこなっているのと同様に、大学でもカウンセラー（臨床心理士）が大学生の悩み事について相談にのってくれます。カウンセラーが相談業務をおこなっている場所を「カウンセリングルーム」と呼びますが、大学によっては「学生相談室」「こころの相談室」などの名称がつけられています。カウンセラーは、「心理学」という学問の専門家であり、心理支援のスペシャリストです。大学生の心の悩みを聞き、問題解決の手助けをしてくれます。またカウンセラーによっては、心理テストによって心の状態をチェックしたり、認知療法などをおこなったりすることもあります（各カウンセラーの専門によります）。**精神科医との違いは、処方、つまりお薬による治療はしない**点です。また、重篤な精神疾患をともなうケースの場合、カウンセリングのみでは対応できないことが多いため、精神科医と連携しながら大学生の心理支援をおこないます。

3　病院・クリニック

お子さんが精神疾患を発病したと疑った場合は、早めに精神科病院・クリニック受診を勧めましょう。可能であれば、ご家族が学生本人を連れて行くと、診察時の情報収集がスムーズになりますので、治療する側にはとても助かると思います。特に病前の状態や家での様子は、診断や治療の上でとても重要な情報となります。また学生本人も一人で精神科クリニックを受診するのは、とても不安だと思います。そのうえ精神的に参っている時は集中力が低下し、医師の助言を聞き漏らすことがあります。このような状況を避けるためにも、精神科を初めて受診する場合は、是非ご家族も同伴しましょう。

しかし、学生が遠方で一人暮らしの場合、ご家族が一緒に病院やクリニックを訪れることは困難です。このような場合、ご家族の近くにある病院やクリニックで、メンタルのことについて相談することができます。これを**「精神保健相談」**と言い、「本人には内緒で相談したい……」とか「本人が受診を拒否している……」などといった場合も相談にのってくれます。ただし、病院・クリニックによっては精神保健相談をおこなっていないところもありますので、事前に確認が必要です。また、料金については保険適応外となりますので、費用についてもあらかじめ電話で聞いておくことをお勧めします。担当する医師は、ご家族からの情報により助言をしてくれますが、患者本人がその場にいないため、「お子さんは○○障害の可能性があるかもしれません。その場合には普通、××という治療をおこなうことがあります」と、あくまでも可能性や一般論を述べます。また患者がその場にいないので、精神保健相談ではお薬を処方されることはありません。その理由は、医師は患者の診察なしに、処方することを法律で禁じられているからです（「無診察診療」といって、医師法に違反する行為にあたるためです）。それでも、相談内容が緊急事態であるか否か、何か問題が生じた時の対応方法など、具体的なアドバイスはしてくれるはずなので、精神保健相談をおこなうことは、家族にとって大きな助けになる場合もあります。

4　大学内の相談窓口（保健管理センターとカウンセリングルーム以外）

今までは「医療」「心理支援」という側面から学生のメンタルヘルスを支える機関について説明しましたが、ここでは大学におけるその他の組織・窓口を紹介します。業務内容によって担当係は異なりますが、いくつかの窓口は大学生の学業・生活についてニーズに応じたさまざまな支援をしてくれます。

(1)　事務窓口（学生係、教務係など）

高校までは学校の各種手続きについて、担任の先生が仲介したり、あるいは窓口も１つであったりと、いわゆる「ワンストップ型」の対応であったと思います。しかし、大学の事務組織はとても複雑で、担当する業務も多岐に渡ります。したがって、学生の相談内容によって相談すべき事務窓口も当然変わってきます。学生がよくお世話になる大学事務として、「学生係」「学生支援係」「学務係」「教務係」「学生センター」などが挙げられますが、大学によって名称や担当業務は違っています。そこでここでは、大学の事務窓口でどのような相談にのってもらえるかを、おおまかに列挙したいと思います（支援が必要な場合、どの事務窓口がどの支援をおこなっているかは、直接大学に問い合わせてみましょう）。

①学業支援：学籍手続き（休退学、留学、退学など）、授業関連（時間割、履修登録、成績）、入学・授業料の納付、奨学金などの手続き、学生証の再発行。

②生活支援：住居・学生寄宿舎の斡旋、アルバイト紹介、保険、忘れ物・拾得物の管理、学割発行、通学証明の発行、車・バイクの通行証。

③健康支援：学生健康診断、障害学生支援、感染症対策窓口、薬物乱用防止関連。

④課外活動支援：ボランティア、サークル活動、福利厚生関係、地域イベント。
⑤危機管理支援：事件・事故対応、災害時対応。

ご家族のほうから大学の事務窓口に直接相談することはあまりないかもしれませんが、お子さんに問題が生じたときは、所属学部の事務からご家族に連絡をすることがあります。具体的には、「通学中、学生が事故にあった」「サークル活動中に怪我をした」「犯罪に巻き込まれて、警察に捕まっている」など、学生に関わるさまざまなトラブルの情報が学内外から担当事務に集まってきます。このように学生がトラブルに巻き込まれたという情報をご家族に伝えるのも大学事務の仕事なので、もしお子さんに何かあった場合、大学事務から電話がかかってくるかもしれません。また、お子さんが精神疾患に罹患した場合、症状が良くなるまでに時間がかかることがしばしばありますので、場合によっては休学する必要があります。この際、諸手続きがありますので、担当事務との連絡が必要となります。逆に、休学後の復帰（復学）にも手続きが必要となりますので、復帰を考えるときにも大学事務に相談しましょう。

⑵　ハラスメント相談室

もし大学内のハラスメント（アカハラ、セクハラなど）が原因でメンタルヘルスに問題が生じた場合、学内のハラスメント相談室に相談ができます。ハラスメント相談室では事実確認や、場合によっては当事者間の仲裁、部局長への勧告や指導をおこないます。プライバシーを守るために、相談を受けた内容について承諾なしに外部に漏らすことはありません。メンタルヘルス悪化の原因であるハラスメントが解決しない限り、精神症状の軽減は困難であることが多いため、ハラスメント相談室を利用の上、問題を早めに解決してもらいましょう。なお大学で起こる「アカハラ」につきましては、前述の「第2章　3　(3)大学4年生のキャンパスリスク」で紹介した「アカハラ」の項目を再度ご参照ください。

(3)　留学生センター

日本国内にいる限り、大学内にある「留学生センター」を利用することはないと思います。しかし、現在の大学の評価には「国際化」「グローバル化」という項目があるためか、各大学は日本の学生を海外の大学へ留学させる「留学プログラム」を盛んにおこなっています。大学生が日本から海外に留学する際、お世話をしてくれるのが留学生センターです。留学生センターは留学先の選定、準備、手続きなどについて助言をしてくれますが、留学先で何か問題があったときにも心強い存在となります。たとえば留学先で困ったことがあっても語学的な問題でなかなか相談できない場合、留学生センターのスタッフがメールやスカイプなどで学生の相談にのってくれることがあります。

(4) 学習支援センター

メンタルヘルスの問題が重篤である場合、しばらく授業を休む必要があり、その結果、授業についていけなくなることがあります。またメンタルヘルスに問題のある学生の中には、授業内容がわからなくても質問することができず、そのまま諦めてしまう方もいます。学習支援センター（学習相談室、学修支援室など、呼び方は大学によってさまざまです）は、在学中に抱える学習面での不安や疑問について、相談にのってくれる窓口です。具体的には、学習指導（わからないところ、レポートの書き方などを教えてくれる）、履修登録の方法、時間割の工夫、資格の取り方など、さまざまなことを教えてくれます。このような相談は大学の教員が受けることもありますが、ティーチング・アシスタント（TA）と呼ばれる授業をサポートする学生が対応してくれることもあります（大学院生が中心となって教えてくれます）。年の離れた教員には聞きづらくても、年が近い大学院生であれば気軽に相談できるのではないでしょうか。しかし、学習支援センターはすべての大学に設置されているわけではありませんので、利用にあたってはあらかじめ所属大学に窓口があるかを確認する必要があります。

⑸　就職相談窓口

大学には進路や就職相談に関する窓口もあります（キャリア支援などと呼ばれる窓口なども同じです）。進路・就職窓口は相談に来た学生さんに、就職活動の進め方、エントリーシートの書き方、面接の受け方などについて助言を与えてくれます。大学生のほぼ全員が就職活動についでは初めての経験となりますが、大抵の学生は先生や先輩、あるいはコネを使って就職活動を着々と進めます。しかし、メンタルヘルスに問題のある学生は、大学の教員や先輩などに相談するのが苦手で、情報収集に関して受け身であるため、こういった相談窓口はとても心強い存在となります。

⑹　障害支援窓口

最後に、障害支援窓口について説明します。「第3章 11 発達障害」のところでも説明しましたが、平成28年4月1日に「障害を理由とする差別の解消の推進に関する法律」が施行されたことを受けて、各大学において障害のある学生を支援する体制が充実してきました（もちろん、法律施行前から窓口を設けている大学もあります）。障害支援をおこなう窓口は、「障害支援センター」「バリアフリー支援室」「インクルージョン支援推進室」のように、事務組織から独立している場合もありますが、小規模な大学では事務の学務関係の係が対応していることもあります。障害支援窓口は、それぞれの障害の種類に応じて合理的配慮の申請や、就職相談（障害者の就労支援）なども受け付けています。

5　所属研究室

大学の1年生から3年生の間は、高校までの「担任教師」のように、教育、生活指導、進路指導などを一括しておこなう教員はいません。大学あるいは学部によっては「クラス」が存在し、クラス担任がいることもありますが、高校までのように担任と学生が一緒にいる時間はとても少なく、両者の関係も希薄であることが多いでしょう。そもそも、そのクラスが一緒に授業を受けることも必修科目ぐらいであり、しかもクラス担任がこの必須科目を必ずしも担当するわけではありません。したがって、3年生までは大学生に何かあったとしても、プライベートな面で大学の教員がサポートすることは珍しいことかもしれません（代わりに、前述の各大学窓口が対応してくれます）。

しかし、大学生が研究室に配属されると、状況は変わってきます。大学生の多くは3年生の後期（または4年生の前期）に研究室に配属されますが、その研究室の主催者である教授や、所属する先生（准教授や助教）は、研究・教育だけでなく、進路や生活上の問題について相談にのってくれます。しかし、研究・教育指導は自分の仕事と認識する一方、学生のほかの問題についは「自分は知らない」と無関心な先生がいるのも事実です。この傾向は、昔気質の大学教員に多く見られますが、確かに以前は「研究と教育さえやっておけばＯＫ」という風潮がありました。しかし文科省が提案するように、**大学教員に求められる能力として「教室外での学習指導能力」が挙げられている**ため、大学教員も本来ならば研究以外の相談にのってほしいと筆者は考えています。話が少しそれてしまいましたが、つまり、お子さんに何か問題があった場合には、研究室の主催者である教授や、指導教員からご家族に連絡が入るかもしれません。しかも、研究室からご家族にわざわざ連絡が入るということは、あまり良いニュースでないことが多いでしょう。具体的には、「お子さんがしばらく研究室に来ていないが、実家に戻っていないか？」という安否確認、「卒業論文が間に合わないようなので、今年の卒業は無理です」という現実への直面化などが想定されます。このようなことがありえますので、お子さんが研究室に配属される場合は、担当の先生の名前と連絡先ぐらいは控えていたほうが良いと思います。

6 行政機関

行政も心の健康について相談できる窓口を設けています。それは保健所、保健センター、精神保健福祉センターです。保健所は、都道府県、政令指定都市などに設置されており、医師、保健師、獣医師、栄養士、薬剤師、精神保健福祉士、理学療法士などが配置されています。その役割は、地域住民の健康や衛生をサポートすることであり、母子保健、老人保健、感染症対策、精神保健などの「対人保健」と、食品衛生、獣医衛生、環境衛生、薬事衛生などの「対物保健」などの業務を担当しています。一方、保健センターは、市区町村に設置されており、保健師、看護師、栄養士などが配置され、地域住民に対する健康相談、保健指導、予防接種や各種検診に関わる業務をおこなっています。また似た名前に、精神保健福祉センターがありますが、これは各都道府県と政令指定都市に設置されている、精神保健福祉に関する中核拠点です。その業務としては、精神保健に関する企画立案、技術指導、人材育成、啓発活動、調査研究、福祉相談、組織育成、医療審査、自立支援や福祉手帳の判定業務などに大別されます。対象者、目的、カバーする範囲、設置の法的根拠はいずれも異なりますが、「精神福祉における対人サービス」という点においては、いずれの相談機関も同様のサービスをおこなっています。つまり、メンタルヘルスに関わる相談は、上記三者いずれに相談しても良いでしょう。特に、精神保健福祉センターは、精神科医療のエキスパートが揃っているため、お子さんのメンタルヘルスについて相談するのであれば、ここがベストだと思います。しかし、もし同センターが遠方である場合は、より近くにある相談機関（保健所、保健センター）に相談しても良いでしょう。

7　警察

ここでは相談窓口としての警察について説明します。「メンタルのことで警察？」と不思議に思うご家族もいらっしゃるかもしれませんが、時として警察の力を借りる必要があります。警察が介入するシーンとして3つのパターンがありますので、それぞれについて説明したいと思います。

1つ目は、メンタルヘルスの問題で、**お子さんが行方不明になる場合**です。たとえば、「第3章 大学生がかかる精神疾患」でも説明した統合失調症については、異常体験に基づき、家族が予想もしない場所を徘徊していることがあります。この場合、早急に患者を保護しないと生命に危険が及ぶことがあります。実際、筆者が受けもった大学生は、2日間山中を彷徨い、衰弱して倒れているところを保護されたことがあります。また本書では説明しませんでしたが、「解離性障害」の中で、「遁走」という状態があります。これは精神的なストレスが原因で、自分が住み慣れた環境から逃げ出すことをさします。この際、しばしば患者の記憶が障害され、自分の名前、家族、職業など自分に関わる情報が思い出せなくなります（解離性健忘といいます）。このように、精神疾患が原因で行方不明になった際には、警察に捜索願を出す必要があります。

2つ目は、**自殺の危険性が高まったとき**です。本来なら家族がお子さんの自殺を止めたいと思われるかもしれませんが、お子さんが遠方にお住まいの場合、すぐに家族が対応することは困難です。具体的には、お子さんから電話で「もう死にます」という伝言を受けとった場合、あるいはSNSで「〇月×日、自殺します」などと記載していることが発覚した場合、警察に保護を依頼しましょう。「本当に死ぬかわからないのに、警察って動いてくれるの？」と疑われるかもしれませんが、筆者も警察に介入を依頼したケースがあり、実際警察の方が学生を保護してくれました。以前の警察は、「民事不介入」というスタンスだったので、自殺の予告ぐらいでは動いてくれませんでしたが、2005年に総務省が電気通信事業者団体、そして警視庁と共に「インターネット上の自殺予告事案への対応に関するガイドライン」を策定してから、対応が良くなったような気がします。

3つ目は、**精神疾患のためにお子さんが暴れているとき**が挙げられます。先ほど「民事不介入」ということについて触れましたが、お子さんが暴れて、家族に暴力をふるったり、物を壊すようであれば、警察は必ず対応してくれます。これは、患者を「逮捕」するのではなく、あくまで「保護」することを意味します。精神疾患が原因で、「自傷他害（自分や他人を傷つけること）のおそれがある」と警察が判断した場合、対象者を保護することが法律で決められており（精神保健福祉法第24条）、精神科病院に移送してくれることがあります。ただし、単に精神疾患が原因で自宅にひきこもっている場合には、「自傷他害の恐れがある」とは判断できませんので警察は介入できません。とにかく、お子さんが暴れて周囲に危害をくわえそうな場合は、躊躇せずに警察に通報しましょう。

8　その他

その他の相談窓口としては、部活やサークルの顧問が挙げられます。先にも述べましたが、研究室に配属される前は教員と学生、そして学生間の関係は、中学・高校のときより希薄です。しかし、所属する部活やサークルによっては、人間関係がより密な所もあり、顧問の先生が手厚くサポートしてくれる場合があります。また、大学とは離れますが、アルバイト先の店長や先輩が学生の面倒をしっかり見てくれている場合もあります。ご家族から、部活・サークルの顧問やバイト先の店長に相談する機会はあまりないかもしれませんが、**緊急時の対応のために連絡先ぐら**

いは知っておくと良いかもしれません。

以上、精神疾患に関わる相談窓口・相談機関について簡単に紹介しました。精神疾患の対応は、早いほうが症状の悪化を防ぐことができます。ご家族で解決できることもあるかもしれませんが、メンタルヘルスの問題は本人と家族だけでは解決できない場合が多いので、紹介した相談窓口・機関・グループに連絡を入れてみてはいかがでしょうか。

第5章

メンタルヘルスの予防と維持

本章まで、みなさまには「数字で見るイマドキの大学生」「なぜ大学生の心が病むのか？」「大学生がかかる精神疾患」「もしお子さんが精神疾患になったら」と、４つのテーマでお話ししてきました。ここまでお読みいただければ、イマドキの大学生がどんなことで悩み、また、どのようなメンタルヘルスの問題が起こりうるかが十分わかったと思います。さらにメンタルヘルスに問題が生じた場合の対処法も理解されたと思います。しかし、こういったメンタルヘルスの問題は、起こった後では時間的・経済的に大きな損失を生みます。つまり、メンタルヘルスの問題は起こらないようにする**「メンタルヘルス予防」**と、一度起こっても再発しないようにするための**「メンタルヘルス維持」**こそが大切なのです。そこでこの本の最後として、この章ではメンタルヘルスの予防と維持の方法についてご紹介したいと思います。基本的に大学生を念頭においた内容となっていますが、大学生以外の方にも参考になる方法ですので、読者であるご家族も是非ご活用ください。

1　睡眠

睡眠はメンタルヘルスのバロメーターと言っても過言ではなく、ほとんどの精神疾患に睡眠障害をともないます。しかし逆に言えば、睡眠を十分確保できればメンタルヘルスはそう簡単に崩れることはありません。実際、さまざまな精神疾患において治療のターゲットとされるのは睡眠障害であり、多くの精神科医は「まずは眠れるようにしましょう」と言って、睡眠薬を処方します（ただし過眠症という睡眠障害の場合、治療法は違ってきます）。ところが大学生の中には、「薬を使ってまで寝たくはない……」と、睡眠薬の使用をためらう人がいることも事実です。そこで、ここでは厚生労働省による「健康づくりのための睡眠指針」や海外のレビューなどを参考に、薬物療法以外で睡眠を整える方法を紹介します。(69〜71)

眠くなってから布団に入ろう：眠れないと、「さあ寝るぞ」と変に力が入ったり、「本当に眠れるのだろうか……」と不安になると思います。みなさんも「寝よう」と思えば思うほど焦り、ますます眠れなくなる……なんて経験はないでしょうか？　このため、眠くなくても布団に入る方もいるかもしれませんが、あまり効果的とは言えません。「眠気」を感じてから布団に入ったほうが早く入眠でき、トータルの睡眠時間もかえって確保できます。

起床時間を一定にしよう：お子さんが小学生、中学生のころには「○○時には寝なさい」と就寝時間を決めていたご家庭も多いと思います。しかし、科学的にはこのやり方は効果的でないことがわかっています。生物にはそれぞれ、１日周期で活動性のリズムを刻む「体内時計」が備わっていますが、人間の場合体内時計のサイクルは24時間11分であり、24時間よりも少し長めです。このため、起床時間を一定にしないと、だんだん体のリズムは遅れていきます。実際、夏休みなどの長期休暇の時、生活リズムはだんだんずれていき、昼に起きて明け方に寝る……なんて経験のある方もいらっしゃると思いますが、これは体内時計が24時間よりも長いために起こる現象なのです。つまり、毎朝決まった時間に起きることで、11分ほど長い体内時計をリセットする必要があるのです。したがって、就寝時間を一定にするよりは、起床時間を一定にしたほうが、生活リズムを整える上で有効なのです。

刺激を避けよう：これは睡眠衛生としては基本的なことなのですが、睡眠の妨げとなるような刺激は避けましょう。刺激となるものの例としては、カフェイン、タバコ、スマホ、辛い食べ物、などが挙げられます。特に大学生になると、これらの刺激物を好むようになり、本人も知らず識らずのうちに、睡眠障害に陥ります。筆者は、大学生が不眠のことで相談に来た際、これらの刺激物を夜間はとらないよう指導しています。特にイマドキの大学生の不眠の原因として多いのが、いわゆる「スマホ不眠」です。寝る前になんとなく動画を見たり、友達とＬＩＮＥをしたり……とダラダラ時間を過ごしていると、体は疲れているのに頭は興奮し、なかなか眠れなくなってしまいます。また、刺激物ではありませんが消化に悪いコッテリとした食べ物を寝る前に摂ることも避けたほうが良いでしょう。夜間、気持ち悪くなって眠れなくなる……なんてことが起きますので、特に胃腸の弱い人はオイリーな食品を就寝前にとることは控えましょう。

酒は眠りを浅くする：筆者が知るお偉いさんで、「寝る前に焼酎を一杯飲んで、翌朝までぐっすり眠る」なんて習慣を持つ方がいました。本人によると、寝る前の一杯が何よりの睡眠薬とのことですが、今やこの方法は睡眠衛生上よくない習慣であることがわかっています。最近の研究によると、寝る前の飲酒は眠りを浅くするため、睡眠時間を全体として減少させることが証明されました。しかし、最近の若者は酒を飲まなくなってきたので、「寝酒」による睡眠衛生の問題は多くありません。むしろ、この本を読んでいるご家族のほうが……と心配するのは余計なお世話でしょうか？

リラクゼーションのすすめ：刺激物を取らなくても、「眠気がなかなかこない」という人もいると思います。そこでおすすめなのは、リラクゼーションです。リラクゼーションにはいろいろなやり方がありますが、音楽や軽い運動などが代表的な方法です。音楽については、最近はYouTubeなどで「リラクゼーション」というキーワードで検索すれば、睡眠前にぴったりな音楽を提供してくれます。また、運動によるリラクゼーションについてもたくさん方法がありますが、私がおすすめするのは、寝る直前にもできる「筋弛緩法」です。正式には漸進的筋弛緩方法と呼ばれる方法で、米国のエドモンド・ジェイコブソン博士が開発したリラクゼーション法が基になっています。この方法は布団に入ってからもできるお手軽な方法なので是非実践してみてください。具体的な方法としては、①全身に5秒間ほど力を入れる（拳をぎゅっと握り、足を伸ばした状態で5秒間止める）、②全身を脱力し、10～15秒ほど力が抜ける感覚を確かめる、③1～

図7　筋弛緩法

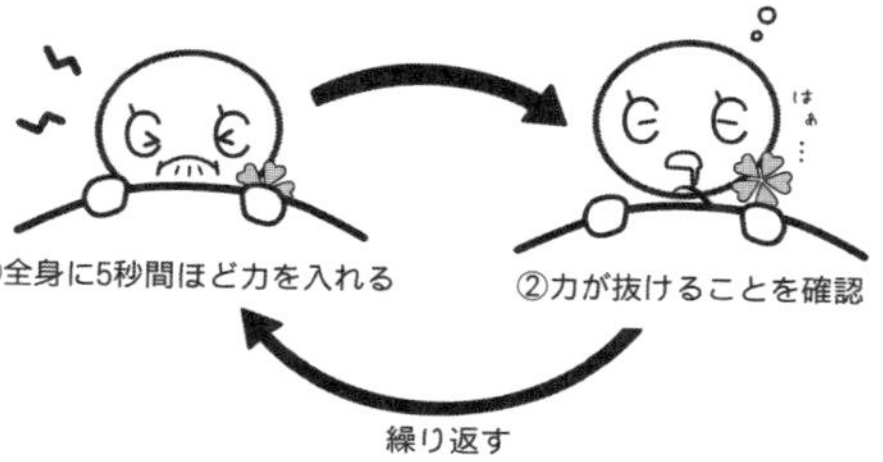
はぁ…
①全身に5秒間ほど力を入れる
②力が抜けることを確認
繰り返す

2を体が温まるぐらいまで繰り返す、と非常に簡単な方法です（図7）。これは昼寝をするときにも有効なので、「ちょっと休みたい」と思うときにも活用してみてください。

朝は日光を浴びよう：これは前述の「起床時間を一定にしよう」の箇所でも触れた「体内時計」と関連しますが、人が夜眠くなるのは脳の松果体から分泌される「メラトニン」の作用によると言われています。このメラトニンは、人が日光を浴びると血中濃度は減少しますが、日光に晒されてから15時間後には徐々に増えていき、真夜中にはピークを迎えます。つまり、朝6～7時に日光を浴びれば、21～22時ごろからメラトニンが増え始め、自然に眠れるようになります。

運動をしよう：経験的にもおわかりだと思いますが、日中体を十分動かすと、その日の夜はよく眠れます。その理由は実に簡単で、運動は疲れを生み、そして適度な疲れは眠気を誘発するためです。では質の良い睡眠を得るには、どのような点に注意して運動すればよいでしょうか？　ジョンズ・ホプキンス大学の睡眠センターによると、①寝る前の運動は避ける（興奮して、かえって目が醒めるため）、②少なくとも30分以上の中等度の有酸素運動をする（十分な疲労感を得るため）、の2点を推奨しています。しかし、ストレッチや軽いヨガなどであれば、寝る直前であっても効果的といわれています（リラクゼーション効果による）。いずれにせよ、自分のライフスタイルにあった「睡眠のための運動法」を探してみましょう。睡眠以外の運動の効果については、後の項目で詳しく紹介します（3 運動）。

昼寝の仕方：昼食後はとても眠くなることがあります。食後の眠気の原因は、「腸管に血液が集まるため」とか「食後に分泌されるインスリンの作用」など諸説あります。「眠気を我慢して、勉強しなきゃ……」と思う学生もいるかもしれませんが、眠い時には昼寝をしたほうがよいでしょう。実際、昼寝をとることはメンタルヘルス維持につながるため、厚生労働省も推奨しています[69]。しかし、昼寝の時間やタイミングを間違えると、夜間眠れなくなるので注意が必要です。具体的な昼寝のとり方としては、①昼寝は30分以内、②午後3時以降は昼寝をとらない、の2点に気をつけましょう。

寝床で生活しない：かつては「万年床（敷きっぱなしの布団）」で生活する学生が数多くおりました。しかし、最近の大学生はベッドで寝ることが多いため、このベッド上で一日の大半を過ごす学生がいます。具体的には、睡眠以外にも、趣味（TV、スマホ、ゲーム、読書）、勉強のほか、中には食事もベッドでとるツワモノもいるようです。大学生が住むワンルームマンションは狭いため、仕方ない面もあるとは思いますが、横になる時間が長時間になると覚醒と睡眠のリズムも乱れがちになります。やはり、寝床はあくまで「睡眠スペース」として使用しましょう。

2 食事

みなさんは、「食べること」を人生の楽しみにしていますか? 美味しい物を食べることは、古今東西、幸せの1つであることに間違いはありません。人々が追求するがゆえに「食」は文化、哲学、芸術の域まで昇華される一方、怨恨や諍いを引き起こし、果てには戦争のきっかけになることもあります(「食べ物の恨みは恐ろしい」と言われますよね?)。筆者も、美味しいものは大好きです。「今週末は赤ワインとお肉を……」なんて思いながら、今もこの原稿を書いています。このように「食」というのは日常生活において大きな励みとなりますが、それ以前に重要な役割があります。それは、「栄養補給」という生命活動の基本となる行為です(当たり前ですね?)。人は食事をとることで、身体に十分栄養をいき渡らせ、活動性を維持しています。つまり栄養とは車でいう「ガソリン」のようなものです。もしガソリンがなければ車が走れないのと同様に、人間は栄養がなければ活動することはできなくなります。しかし、単純なエネルギー

（ガソリン）としてだけでなく、身体機能を維持するにはバランスのよい食事が重要です。特に、近年においては食事とメンタルヘルスに関する研究が盛んにおこなわれており、「栄養精神医学：Neutritional Psychiatry」などという分野もあるくらいです。ここでは、メンタルヘルスの維持のために役立つ、食事（栄養）について簡単に紹介します。

魚を食べよう：ＴＶや書籍でも既に取り上げられ、みなさんもご存知かと思いますが、魚の摂取はメンタルヘルスにとってプラスに働きます。実際、多くの研究で魚の摂取量とうつ症状の負の相関、すなわち「魚をたくさん食べれば、うつ病のリスクが減る」ということが示されています。[72] 文献によって推奨する量は異なりますが、１週間に３００グラム弱の魚を食べる人は、魚をほとんど食べない人よりも20％ほどうつ病のリスクが軽減するそうです。スーパーで販売されている鯖の切り身が大体１００～１２０グラムなので、これを週に3回食べれば十分ですね。魚がなぜメンタルヘルスに良いかは諸説ありますが、魚に含まれるω３（オメガスリー）系脂肪酸（ＥＰＡ，ＤＨＡ）に抗うつ効果があると考えられています。

豆やナッツを食べよう：豆類やナッツ類（種実類と言うそうです）もメンタルヘルスに良いといわれています。具体的には大豆食品、小豆、そら豆、ナッツ、アーモンド、クルミなどを含みます。たとえば、さまざまな研究でナッツ類を多く含む地中海料理は、うつ病や認知症のリスクを低減することが指摘されていますし、[73] 大豆を摂取すると妊娠中のうつ病のリスクが低下することがわかっています。[74]豆類やナッツ類がメンタルヘルスに良い理由は、アミノ酸、ω3および6系脂肪酸（リノレン酸、リノール酸など）、レシチンなどの栄養素をたくさん含んでいるためです。特にリノレン酸、リノール酸、レシチンは抗酸化作用（身体の老化や酸化を防ぐ）があるため、疲労回復などの効果が期待できます。

野菜と果物を食べよう：子どものころ、読者のみなさんも「ちゃんと野菜を食べなさい」とか、「果物をとりなさい」と、母親から小言を言われたのではないでしょうか。いつごろから「野菜・果物＝健康的な食材」ということが定着したかはわかりませんが、この「愛情ある母親の小言」がメンタルヘルスの観点から正しいことがわかっています。たとえばカナダで29万人を対象とした疫学調査によると、野菜と果物の摂取機会が多い人ほど、うつ病や不安障害になる可能性が低いことが明らかになりました。[75]また認知症症状、うつ・不安などの精神症状を有する２７０２名を対象とした介入研究において、１日に５種以上の野菜と果物を食べることを推奨したところ、不安症状を11％、認知症症状を32％減らしたそうです。[76]このほか、メタアナリシス（複数の研究結果を統合する方法）による研究でも、野菜・果物を多く摂取することはうつ病などの精神疾患のリスクを減弱することが指摘されています。野菜と果物がなぜメンタルヘルスに良いかは、みなさんも聞いたことがあるかもしれませんが、豊富なビタミン、ミネラル、抗酸化物質（ポリフェノールなど）を含み、これらの栄養素が神経細胞をストレスから保護するためと言われています。

食べるべきでないもの：ここまではメンタルヘルスに良い食べ物を紹介しましたが、逆にメンタルヘルスにとって悪影響を及ぼす食品もあります。たとえばイギリスでおこなわれた大規模研究によると、甘いデザート・揚げ物・加工肉など加工食品（processed food）を中心に食べたグループを5年間調査したところ、加工食品を食べた量はうつ症状と相関があることがわかりました[77]。また他の研究では、ファーストフード（ハンバーガー、ソーセージ、ピザ）の摂取量とうつ病の発病リスクとに相関があることが示されています[78]。みなさんも、「ファーストフードや加工食品は体に悪い」というのはご存知だと思いますが、メンタルヘルスにも悪いというのは知らなかったのではないでしょうか？　ファーストフードや加工食品がメンタルヘルスに悪い理由は、これらの食品がトランス脂肪酸を多く含むためと考えられています。トランス脂肪酸とは植物油を高熱で処理すると生じる脂肪酸であり、摂りすぎるとLDLコレステロール（悪玉コレステロール）の増加や、HDLコレステロール（善玉コレステロール）の減少を引き起こし、動脈硬化などのさまざまな疾患を引き起こします。この他にも、トランス脂肪酸は45歳未満の男性の記憶力を低下させることを示した研究報告もあります。この研究の筆者は、トランス脂肪酸が脳やメンタルヘルスに悪影響を及ぼすメカニズムとして、酸化ストレスの増加や細胞のエネルギー代謝を障害するためと説明しています。トランス脂肪酸とメンタルヘルスの間にあるメカニズムは不明な点が多いのですが、やはり「体に悪そう」なメニューはメンタルヘルス的にも控えて正解のようです。

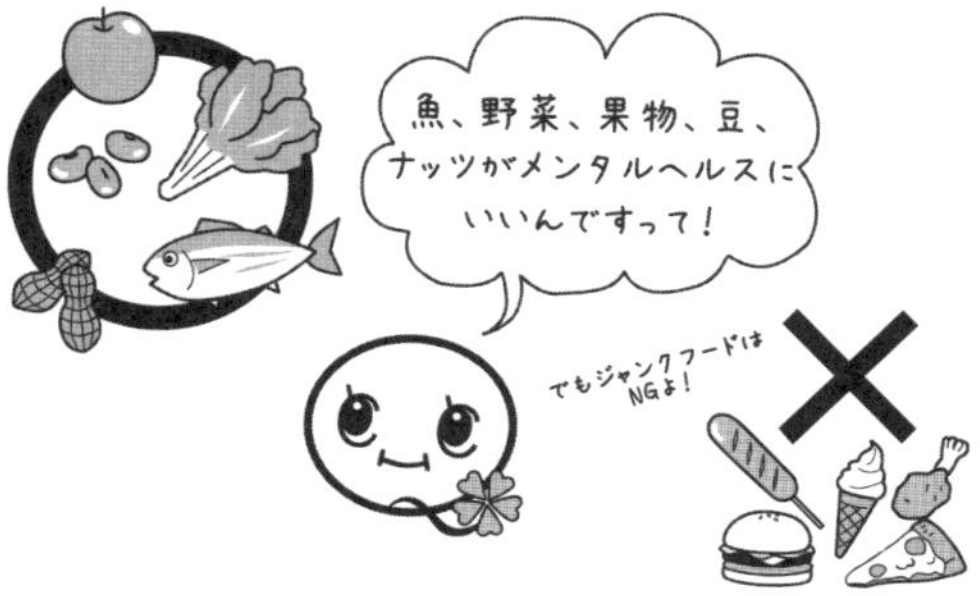
魚、野菜、果物、豆、
ナッツがメンタルヘルスに
いいんですって！
でもジャンクフードは
NGよ！

3　運動

英語のことわざに〝A sound mind in a sound body〟という言葉があります。本来の意味はラテン語で「願うなら、心身ともに健康であることを願う程度にしておきなさい」という控えめな意味ですが、日本語では「健全な精神は、健全な肉体に宿る」と誤訳され、体育などの教育現場でしばしば紹介されます。ところが、この誤訳は科学的には正しいということが近年証明されています。たとえば、アメリカでおこなわれた大規模調査において、運動を習慣的におこなっている人は、運動の種類に関わらず、運動をしない人よりも気分の落ち込みが少ないことが明らかになりました。特にチームスポーツ（団体競技）、サイクリング、有酸素運動がメンタルヘルスを向上させることがわかっています[79]。また健康な成人33908人を11年間追跡調査した別の研究では、定期的な運動は将来のうつ病発生率を低下させることもわかりました[80]。この研究の著者は「毎週少なくとも1時間の運動をおこなっていれば、うつ病の12％を予防できるかもしれない」と述べています。

しかし読者のみなさんの中には、「運動がメンタルヘルスを改善させたのではなく、運動を生活習慣としている人はもともとメンタルヘルスも良好だったのでは？」と素朴な疑問を抱く方もいると思います。たしかに明るくてエネルギッシュな人ほど、体を動かすのが好き……というイメージは理解できます。ところが、運動をするグループと運動をしないグループをランダムに分け、一定の期間を経たのちにメンタルヘルスを比較する研究（無作為化比較対照研究）においても、運動の有益性が示されています。これまで「運動によるうつ症状の改善」については、たくさんの研究が報告されていますが、たとえば11件のメタアナリシスによると、うつ病の人に週3回45分の有酸素運動を9週間実施したところ、運動したグループの方が運動しなかったグループに比べてうつ症状が改善することが明らかになりました[81]。このように、運動がメンタルヘルスにとって有益であることは数多くの研究で証明され、日本だけでなく世界中で定期的な運動が推奨されています。それでは、なぜ運動はメンタルヘルスに良い効果を与えるのでしょうか。

運動がメンタルヘルスを向上させることについては、いくつかの要因が挙げられます。1つ目は神経伝達物質**「セロトニン」**と**「ドパミン」**です。前述の「第3章　2　うつ病」でも説明したように、「セロトニン」は気分をリラックスさせる効果、「ドパミン」は快楽を生むはたらきがありますが、これらは有酸素運動によって増加することが報告されています[82]。特にセロトニンの材料となる「トリプトファン」は有酸素運動によって脳に取り込まれやすくなるため、運動は脳内のセロトニン濃度を維持するのに良い習慣と言えるでしょう。2つ目は神経の保護・成長に関わる**脳由来神経栄養因子（BDNF）**です。BDNFは脳内で生成されるタンパク質で、近年多くの研究によってうつ病と深く関連することがわかってきました。たとえば、うつ病患者の血液中のBDNF濃度は健常者に比べて低下していますが、抗うつ剤で治療するとBDNFの濃度は上昇します[83]。さらにBDNFは統合失調症や双極性障害など重篤な精神疾患においても低下することがわかっており、多くの精神疾患との関連が指摘されています。このBDNFも運動によって脳内で増加することが報告されています。3つ目は酸化ストレスの代表としてよく知られている**「活性酸素」**です。活性酸素は脂質・タンパク・DNAにダメージを与え、細胞や組織を障害する物質で、老化やガンの原因とも言われています。近年この活性酸素がうつ病にも関係することがわかり、メンタルヘルスを維持する上で酸化ストレスへの抵抗力を高めることが重要視されるようになってきました。定期的な運動は、活性酸素による酸化ストレスのレベルを低下させると同時に、抗酸化物質の濃度を上昇させることが報告されています[84]。

生理学的な側面からも見てみましょう。メンタルヘルスと深く関わる生理現象として「睡眠」

が挙げられますが、本章の「1 睡眠」でも紹介したように、運動によって睡眠は改善します。みなさんも「運動して疲れた日は、よく眠れる」という経験があると思いますが、その経験則を科学的に証明する論文は過去にたくさんあります。具体例を挙げると、定期的な運動は睡眠の質を上げ、睡眠までの時間を短くして（寝入りをスムーズにする）、睡眠時間を増やすことが、メタアナリシスによって明らかになりました[85]。また定期的な運動でなく、1回の急激な運動も、わずかながら睡眠時間を増やしたり、徐波睡眠（深い眠り）を増やしたり、睡眠の質を改善するそうです。運動は始める準備も特になく、加えてお金がかからないため、コストパフォーマンスの面でも優良な睡眠改善方法と言えます（ジョギング、筋トレは今日からでも始められ、睡眠薬やお酒より低コストですよね？）。

運動のメンタルヘルスへの効果は、医学だけでなく心理学によっても検証されてきました。たとえば運動は自尊心を高め、抑うつ感や不安感を軽減すると言われています[86]。これは運動によって「運動有能感」「魅力的な体」「体調管理」「身体的強さ」の4つの因子が向上し、自尊心が高まるためです。「運動有能感」とは「運動やスポーツができる」という「自信」のことです。たとえば、逆上がりができなかった子が練習してできるようになれば、「逆上がりができる自分」を好きになり、「努力すればできる」と自分の能力を信じられるようになるでしょう。また「魅力的な体」とは、運動によってスリムになり、自分の体に自信がもてるようになること、「体調管理」は運動を通して体調を維持し、健康に自信をもつこと、「身体的強さ」は筋力を強化することで自らの「力（ちから）」に自信をもつことを意味します。つまり、運動をすることで身体的な強さだけでなく、「自信」というメンタルの強さも得られるのです。そして、自信の積み重ねが自尊心（自己を尊重し、受け入れる態度）を獲得するのです。

このように科学的な観点から見ても、運動がメンタルヘルスの維持・向上にとって有益であることは十分わかったと思います。しかし、わざわざ科学的根拠を持ち出さなくても、みなさんも「運動したらスッキリした」とか、「体を動かしていたら、嫌なことを忘れていた」なんて経験がありませんか？ 小難しいことはさておき、モヤモヤした気持ちを抱いていたら、とりあえず体を動かしてみましょう。ジョギング、筋トレ、ウォーキング、山登り、バッティングセンター、スイミング……何でもよいので悩んだらとりあえずひと汗かいてみましょう。**体を動かしている間は意識や注意は自分の身体に向き、日ごろ抱えている悩みを一時的に忘れることができます。**また、メンタルヘルスの維持・向上だけでなく、運動をすることで糖尿病、高血圧、脂質異常などのメタボリックシンドロームを予防することができ、身体的な健康維持にも役立つことは、ご存知だと思います。こうしてみると運動は良いことだらけですね。大学生も、是非運動する習慣を身につけましょう。

４　生きがい

昔から長寿の秘訣として、「生きがい」をもつことが挙げられてきました。これは最近の海外の研究でも裏づけられており、生きがいをもつと死亡率や心血管障害の罹患率を下げることが明らかになっています。[87] また日本の調査においても、生きがいがないと精神健康度は低くなることが報告されています。[88] このように心身の健康を維持するためには、生きがいをもつということはとても重要なのです。ところで、我々は「生きがい」という言葉を普段何気なく使っていますが、読者のみなさんは生きがいを説明できますか？　国語辞典を調べてみると、「生きるに値するもの」「生きていく張り合いや喜び」と記載されています。こうやって文字におこせば、みなさんも生きがいの意味を再認識されると思いますが、少し詳しい定義をすると、①長らく続けられるもの（持続可能）であり、②自分の人生に満足感（充実感）を与えるもの、という2つが必須条件と思います。たとえどんなに楽しくても、その場かぎりで刹那的なものであれば、生きがいとは呼べないでしょう。生きがいは、長期間つき合うことができ、それをおこなうことが人生の励みになるものと考えます。「ライフワーク」という言葉がありますが、近い表現かもしれません。また、生きがいが与えてくれる「充実感」についてですが、ただの快楽や欲望を満たした後に起こる感覚とは異なります。快楽や欲望は消費してしまえば、後に残るのは「もう終わり?」「もっと欲しい」という、寂しさや不満感のみです。しかし、これでは人は欲望や快楽の奴隷となり、自らの意思によって行動しているとは言えません(以前説明した、薬物依存と同じ構図ですね)。つまり、単なる消費ではなく、「それをしてよかった」と満ち足りた気持ちこそが充実感であり、そしてこの充実感をともなわなければ、生きがいではありません。

それでは、人が充実感を感じている時、脳にどのような変化が起こっているでしょうか? ここで「第2章 4 ⑴大学生の脳について」で説明した、「ドパミン」が重要となります。人は、楽しいこと、目標を達成したとき、美味しいものを食べるとき、愛しい人と共にいるときに、脳からドパミンがたくさん分泌され、「快感」が得られます。逆に脳内でドパミンが不足すると、喜びを感じにくくなり、意欲は低下し、活動量も減ります。ドパミンの欠乏によって生じる代表的な脳疾患として、パーキンソン病があります。パーキンソン病は中脳(大脳と脊髄の間にある「脳幹」を構成する部位)にある黒質という部位のドパミン細胞の数が減少する疾患です。黒質にあるドパミンは主に運動機能と関わりがありますが、パーキンソン病では中脳の腹側被蓋野から前頭葉へ向かう中脳皮質路やこの経路に関わる領域のドパミン量の低下も指摘されています。この経路が障害され、ドパミンの分泌量が十分ないと、「アパシー」と呼ばれる無気力状態になるといわれています。実際メタアナリシスでは、パーキンソン病患者の40%にアパシーが認められています。[89] パーキンソン病患者の例からもわかるように、**人はドパミンが適切に分泌されないと、意欲がなくなり、喜びも感じることができなくなる**のです。すなわち化学的な側面から言えば、「充実感を与えるもの」とは「ドパミンの分泌を促すもの」と言いかえることができます。このように適度な量のドパミン分泌を持続的に促し、やる気や活力を得るためにも生きがいはとても大切なものなのです。

しかし、中には人生の目的・生きがいを持たず、なんとなく大学に進学する大学生が数多くいます。前述の「第2章　2 大学生の悩み」でも紹介しましたが、イマドキの大学生の実に4割が「卒業後にやりたいことが見つからない」と回答しています。将来のある若者の多くが、生きがいについて悩むのは、閉塞感の漂う今の日本を象徴しているようで、何だか可哀想な気もします。将来やりたいことが見つからなくても、サークル活動、趣味、バイト、恋愛、ボランティアなど打ち込めるものがあれば充実感を得ることができ、学生生活の中で生きがいを感じることは十分ありえます。ところが、将来の目標が明確でない学生の多くは、全体的に活動性が低く、充実感を得ることができなくなっています。メンタルヘルス向上という観点からすると、大学生には「目標」や「生きがい」を是非持ってほしいものです。では、大学生が生きがいを得るためにはどのような工夫が必要でしょうか。そこで以下に、**生きがい探しのために役立つ5つの方法**を紹介します。

①過去をふり返ってみよう：これは筆者が診察時におこなう手法なのですが、学生さんに過去から現在まで、どのように生きてきたのかを語ってもらいます。これは老年期の患者にしばしば用いられる「回想法」を修正した方法で、具体的には物心ついた幼少期、小学生、中学、高校、大学時代……と過去から現在に向かって「自分史」をできるだけ具体的に語ってもらいます。そして、最後にどの時代がもっとも楽しかったか、あるいはもっとも充実していたかを尋ねます。程度の差こそあれ、どの学生にも「よかった」と思える時期は存在します。「黄金時代」……と言うとおおげさかもしれませんが、それは自分がキラキラしていたと思える時期で、おそらくドパミンがたくさん分泌されていた時期でしょう。さらにその時代に、どんなことに打ち込んでいたか、どんなことに興味を持っていたのかなどを詳しく尋ねます。すると大抵の大学生は、ここで表情を緩ませ、楽しかったこと、嬉しかったことなどを語り始めます。この語りの中に、生きがいのヒントが多く含まれています。たとえば男子学生が「友達と空き地でサッカーをすることにはまっていた」と語れば、「仲間づくり」や「スポーツ」が生きがいのテーマとなりますし、女子学生が「男性アイドルにはまっていた」と語れば、「異性」「芸能」「エンタメ」などが生きがいの候補となります。とにかくどんな些細なことでもいいので、過去に夢中になったことを挙げてみて、さらにそれを要素ごとに分解し、今でもできそうなことから手をつける……ということを筆者は大学生に勧めています。

②スケジュールに余裕を持たせる：以前、私のところに相談に来ていた学生の話です。その学生は趣味という趣味は持っていなかったのですが、「自分の知識を深める」という目的のために、ＮＨＫのドキュメンタリー番組を録画しては片っ端から観ておりました。一見、とても意識が高い学生のように思えますが、筆者が「ところで、それは楽しんでやっていることなのですか？」とその学生に尋ねたところ、「苦痛です……」と即答しました。よく話を聞くと、忙しい時でも「録画した番組を観ないと、どんどんたまってしまう……」と、まるでノルマを課せられたサラリーマンのような心理状態で観ており、ちっとも楽しめなかったそうです。このように時間的に余裕がなければ、何事もおざなりになってしまい、充実感は得られません（むしろストレスになるでしょう）。時間的余裕をもたないと生きがいを見つけることは難しいので、今までの生活をふり返り、「無駄」「楽しくない」と思う予定や習慣はなるべくカットしましょう。たとえば、義理ではじめたサークルや部活動、代わりの人がないから続けているアルバイト、行きたくもない飲み会、などなど思い当たるものがあれば直ちにやめてみましょう。

③スマートさを求めない：「生きがいがない」と言う大学生に、何か気晴らしとして新しいことを始めるよう勧めると、「いまさら……」とか「本業（勉強）の方をしっかりしていないのに……」などと若年寄的な反応を示します。ある意味、常識的な反応なのかもしれませんが、ここはあえて「スマートさ」を求めず、手当たり次第に何かを始めてみましょう。そして少しでも食

指が動くものがあれば、それをしばらく続けてみましょう。「何かをはじめるのに、遅すぎることはない」という格言がありますが、筆者もこの考えに同意します。そもそも大学生なんて、「人生100年時代」が叫ばれている現代においては、まだ人生の入り口に立っているに過ぎません。語学、読書、文学、映画、旅行、スポーツ、散策、キャンプ、グルメ、酒、サブカルチャー、SNS……、世の中には多種多様な趣味・アクティビティがあります。とにかくチョットでも興味があるものから手をつけてみて、実際に体験してみることが重要なのです。また内容に関しても「スマートさ」を求めてはなりません。「高尚なものを……」とか「どうせやるなら極めてやろう」などと、プライドや意地は禁物。たとえそれが一般的に「くだらない」とか「マニアック」などと周囲に理解されなくても、迷惑をかけない範囲であればOKです。プライドは脱ぎ捨ててハマっちゃいましょう。

④恋をしよう：古今東西、恋愛は人間の生きる糧となります。説明するまでもなく、恋愛中のカップルは幸せの絶頂であり、人生の中でもっとも充実した時間を過ごしていることでしょう。片思いの恋愛であっても、「好きな人にふり向いてもらおう」と女性はオシャレ、ダイエット……と美を追求します。一方、男性も「好きな人にふさわしい人物になろう」と、仕事や自己研鑽に励みます。このようにまだ成就していない恋愛であっても、人は「この人とつき合えたら……」と空想を膨らませ、幸福感を感じることでしょう。恋愛をしているとき、人間の脳では腹

側被蓋野という領域が活性化します。この領域は哺乳類の報酬や目的思考型の行動において中心的な役割をになっており、ドパミンを分泌します。そうです、先にも述べました「生きがいホルモン」であるドパミンが、ここでも活躍するのです。しかし、現実生活において「この人だ」と思える相手がいないこともあります。そんな場合は、映画の中の俳優、ＴＶタレント、漫画やアニメの登場人物などでも良いので、恋をしてみてはいかがでしょうか？　最近はＡＩ（人工知能）によって、まるで生身の異性とチャットしているように楽しめるスマホアプリもあるそうです。これらの疑似恋愛の対象は、「叶わぬ恋」と言えども、実生活に充実感がなく、日々を無味乾燥と感じるのであれば、試してみるのも決して悪いことではないと思います。

⑤育ててみよう：「これだ」と思える趣味や、「この人だ」と感じる恋愛とめぐり合えない場合、生き物を飼ってみると良いかもしれません。「アニマルセラピー」という言葉を聞いたことがあると思いますが、ペットとの触れ合いは心の癒しとなります。そしてペットから得られる癒しの見返りに、人はペットを大切にしたいと思うようになります。つまりペットという存在が生きがいになります。犬、猫、鳥、トカゲ、魚、虫……、癒しを与える動物は人それぞれです。思いがけない出会いがあるかもしれませんので、一度ペットショップをのぞいてみるのも悪くないでしょう（ただし、ペットは命あるもの。当然責任感をもって育てましょう）。また動物だけでなく、植物を育てることも生きがいとなります。大学生ではスペースの関係上、ガーデニングは難

しいかもしれませんが、小さな鉢やプランターに花の種を植えてお世話をしてみるのも良いでしょう。花などの観賞用植物だけでなく、野菜や果物など収穫できるものを栽培するのも生きがいになるかもしれません。「動物、植物いずれもお世話するのが大変……」と思う場合は、最近はペット型ロボットもあります。以前のような「おもちゃ」ではなく、AＩ機能を搭載したリアルな反応を示すペットロボットもありますので、お金に余裕があれば検討してみても良いのではないでしょうか。

以上、生きがい探しのための5つの方法を紹介しました。もちろん、上記以外に生きがい探しのヒントはたくさんあると思います。ひょっとすると筆者がここで紹介するまでもなく、読者であるご家族の方が、お子さんの生きがいについて心当たりがあるかもしれません。しかし、中には「子どもの生きがいまで、親が世話をしないといけないのか?」と訝《いぶか》しく思う方もいるのではないでしょうか。もちろん両親が「あなたには、これが向いているわよ」と、お子さんに押し売りするのはオススメしません。あくまで**「生きがいを探すヒント」を与えることが重要**なのです。筆者の私見ではありますが、生きがいのない学生の多くが、子どものころより「勉強さえしておけば良い」という風潮の中で小学校、中学校、高校時代を過ごしてきたように見えます。つまり、余計なことはせずに勉強に打ち込むことが人生の最短コースであり、そして最短コースから外れることは「人生の失敗」と考えている人が多い気がします。このためちょっと単位を落としたり、１年の留年ぐらいで予想以上にショックを受け、メンタルに不調をきたします。最短コースを歩もうとすること自体を否定はしませんが、まだ若く、チャンスもたくさんあるのに視野狭窄に陥っているのは残念でなりません。もう少し突っ込んだ意見を述べると、**生きがいがなくて困っている学生は、効率至上主義である現代社会の被害者**であるとも言えます。このように考えると、お子さんの生きがい探しに少しでも手を差し伸べたくなりませんか？

〈コラム 3〉 不思議体験「小さなおじさん」の正体

ときどきTVで芸能人が、「自宅に10センチぐらいの小さなおじさんが現れた」とか「妖精を見た」などと、不思議体験を語ることがあります。しかし、精神医学においては、このような現象は随分昔から報告されています。たとえば、平安末期から鎌倉時代にかけて制作された絵巻物「病草子《やまいそうし》」には、寝床でたくさんの小人に取り囲まれた男の様子が描かれています。一見、オカルト体験をあらわした絵巻物ですが、これは「小人《こびと》幻覚」という精神症状を表現したものなのです。アルコール依存症患者が急に飲酒をやめた場合、数日以内に「振戦せん妄（ふるえ・幻覚・不安)」が現れます。小人幻覚はこの振戦せん妄に伴うことがあります。またレビー小体病といった認知症の一種や、高熱でうなされた時に生じる熱性せん妄、薬物中毒などでも小人幻覚を体験することがあります。もしお子さんが、「小さなおじさんを見た」「妖精がいた」などと言うようであれば、面白がらずにむしろ心配された方がよいかもしれません。

あとがき

最後まで本書を読んでいただき、ありがとうございました。この本は科学的根拠として多数の研究論文等を引用し、さらに筆者が培ってきた精神科医としてのエッセンスを加えています。メンタルヘルス支援に従事されているエキスパートでも、「知らなかった……」と思うような内容も含まれており、（誇大宣伝と思われるかもしれませんが……）**専門書と同等のレベル**であると自負しています。したがって、本書を通読した方であれば、本書の冒頭で説明した「メンタルヘルスリテラシー」を身につけているため、たとえお子さんが心の病にかかっても、「どうして良いかわからない……」と途方に暮れることはないでしょう。

現在、筆者が勤務している九州大学は筆者自身の母校であります。しかし、筆者が在籍していたころとはすっかり様変わりし、今でも浦島太郎のような気分がしています。この「浦島太郎症候群」ともいえる症状は、母校がそのキャンパスを都市部から田園地帯に移転させたことだけが理由ではありません。筆者が卒業した１９９９年と比較すると、カリキュラムは変わり、課題・宿題もたくさんこなさないといけないようです。また、当時は少々授業をサボっても友人が代返してくれたり、あるいは再試験に落ちても裏で再々試をやってくれたりと、とてもおおらかな時代でしたが、今やそれも難しくなってきたそうです。このほかにも、履修登録や授業もパソコンを使用することが必須となったり、授業内容もプレゼンテーションやディスカッションが重視されたり……と筆者が経験した大学時代とは、大学教育のあり方そのものも随分と様変わりしています。このため筆者が今の職場に赴任した当初は、「大学生が何に対して、どう困っているのか……」ということがイメージできず、どのように助言すべきなのか当惑しました。しかし、大学生を数多く診察することで、最近ようやく「イマドキの大学生」を理解し始めたような気がしています。そして、イマドキの大学生を治療するにあたり、ご家族との協力がいかに重要であるかも理解しました。

本書を執筆したきっかけについて、少し説明させていただきます。実は**本書の構想は、筆者の苦い経験から生まれました**。プライバシーの問題のため詳細は書きませんが、ご家族の精神疾患に対する無理解により、治療が遅れて重症化したケースを筆者はたくさん経験しました。たとえば、ある学生の家族は、重度の精神疾患に罹患したお子さんを見捨て、「あとはそちらで面倒をみてください」と大学側に責任のすべてを任せようとしました。また、ある学生は、親から「精神科に行ってはダメ、精神科の薬は毒だ」と言われ、治療を受けたくてもどこにも相談に行けなくなり、とうとう自殺を試みました（幸い一命は取り留めましたが……）。このように大事に至るケースのほかにも、本人の希望で治療を受けているにもかかわらず、家族からの横槍で治療が中断することは珍しいことではありません。いずれのケースも、ご家族の精神疾患に対する偏見が根底にあり、精神医療にたずさわる者として、悔しさと寂しさを感じてしまいます。このような苦い経験から、学生だけでなく、その最大の理解者となるご家族に対するメンタルヘルス教育の必要性を痛感し、本書を書き上げた次第です。

筆者は大学生を診察するとき、可能な限りご家族と面談の機会をもうけ、精神疾患について詳しく説明します。するとご家族のほとんどが、自分のお子さんを心配して熱心に耳を傾け、お子さんの状態を理解しようとされます。また、精神科治療に対して好意的でなかったご家族も、丁寧に説明していけば次第に治療に対して協力的になります。そして、一旦ご家族の協力が得られれば、学生の症状も飛躍的に改善していきます。逆に、家族からの理解が十分得られず、家族には内緒で治療を受けることを余儀なくされた場合、学生の症状はなかなか良くなりません。これにはいくつか理由があると思いますが、その1つとして、**家族が治療に理解を示すと、学生自身が「病気になった自分を受け入れてくれた」「病気になった自分を許してくれた」と感じ、罪悪感から解放される**ためではないか、と筆者は考えます。誰しも心の病にかかると、多かれ少なかれ自分を責めてしまいます。そして、そんな状況に陥った自分を恥ずかしく思い、自分を育ててくれた家族に対して申し訳ない気持ちでいっぱいになります。しかし、ご家族が心の病について理解を示し、受け入れることができれば、大学生の心は軽くなり、症状の改善を促すのでしょう。

先ほども述べましたが、イマドキの大学生を取り巻く環境は、時とともに大きく変化し、読者のみなさんの若かりしころとは異なる点も多く、それゆえ、お子さんとの接し方に困惑されている方もいると思います。しかし、**重要なのは理解することよりも、「お子さんを、ありのまま受け入れる姿勢」**なのです。この姿勢は黙っていては伝わりません。本書をきっかけに、メンタルヘルスのことについて親子で話し合い、その中で、**「何があっても家族は味方」**であることをお子さんに伝えてください。このような親子の語らいが、メンタルヘルスの問題の予防や改善に必ず役に立つことを強調し、筆を擱《お》きたいと思います。

最後になりましたが、本書を出版するにあたり、編集を担当していただいた奥野有希氏、野本敦氏をはじめとする九州大学出版会の皆様、ありがとうございました。また九州大学キャンパスライフ・健康支援センターで、筆者の診療をサポートしてくださったスタッフの皆様にも御礼いたします。そして、筆者を支えてくれた家族、特に本書の挿絵をデザインし、そして最初の読者となってくれた家内に心より感謝申し上げます。

87) Cohen R, Bavishi C, Rozanski A. Purpose in Life and Its Relationship to All-Cause Mortality and Cardiovascular Events: A Meta-Analysis. Psychosom Med. 2016; 78(2): 122–33. https://www.ncbi.nlm.nih.gov/pubmed/26630073

88) 熊谷幸恵，森岡郁晴，吉益光一，富田容枝，宮井信行，宮下和久．主観的な精神健康度と身体健康度，社会生活満足度および生きがい度との関連性 —性およびライフステージによる検討—．日衛誌．2008；63：636–41．

89) den Brok MG, van Dalen JW, van Gool WA, Moll van Charante EP, de Bie RM, Richard E. Apathy in Parkinson's disease: A systematic review and meta-analysis. Mov Disord. 2015; 30(6): 759–69. https://www.ncbi.nlm.nih.gov/pubmed/25787145

本書の全参考文献および資料は以下の URL あるいは QR コードからご参照ください。

https://kup.or.jp/pdf/1290/references.pdf

pubmed/30099000
80) Harvey SB, Overland S, Hatch SL, Wessely S, Mykletun A, Hotopf M. Exercise and the Prevention of Depression: Results of the HUNT Cohort Study. Am J Psychiatry. 2018; 175(1): 28–36. https://www.ncbi.nlm.nih.gov/pubmed/28969440
81) Morres ID, Hatzigeorgiadis A, Stathi A, Comoutos N, Arpin-Cribbie C, Krommidas C, et al. Aerobic exercise for adult patients with major depressive disorder in mental health services: A systematic review and meta-analysis. Depress Anxiety. 2019; 36(1): 39–53. https://www.ncbi.nlm.nih.gov/pubmed/30334597
82) Heijnen S, Hommel B, Kibele A, Colzato LS. Neuromodulation of Aerobic Exercise-A Review. Front Psychol. 2015; 6: 1890. https://www.ncbi.nlm.nih.gov/pubmed/26779053
83) Kishi T, Yoshimura R, Ikuta T, Iwata N. Brain-Derived Neurotrophic Factor and Major Depressive Disorder: Evidence from Meta-Analyses. Front Psychiatry. 2017; 8: 308. https://www.ncbi.nlm.nih.gov/pubmed/29387021
84) de Sousa CV, Sales MM, Rosa TS, Lewis JE, de Andrade RV, Simoes HG. The Antioxidant Effect of Exercise: A Systematic Review and Meta-Analysis. Sports Med. 2017; 47(2): 277–93. https://www.ncbi.nlm.nih.gov/pubmed/27260682
85) Kredlow MA, Capozzoli MC, Hearon BA, Calkins AW, Otto MW. The effects of physical activity on sleep: a meta-analytic review. J Behav Med. 2015; 38(3): 427–49. https://www.ncbi.nlm.nih.gov/pubmed/25596964
86) Kandola A, Ashdown-Franks G, Hendrikse J, Sabiston CM, Stubbs B. Physical activity and depression: Towards understanding the antidepressant mechanisms of physical activity. Neurosci Biobehav Rev. 2019; 107: 525–39. https://www.ncbi.nlm.nih.gov/pubmed/31586447

pubmed/23720230
74) Miyake Y, Tanaka K, Okubo H, Sasaki S, Furukawa S, Arakawa M. Soy isoflavone intake and prevalence of depressive symptoms during pregnancy in Japan: baseline data from the Kyushu Okinawa Maternal and Child Health Study. Eur J Nutr. 2018; 57(2): 441-50. https://www.ncbi.nlm.nih.gov/pubmed/27744546
75) McMartin SE, Jacka FN, Colman I. The association between fruit and vegetable consumption and mental health disorders: evidence from five waves of a national survey of Canadians. Prev Med. 2013; 56(3-4): 225-30. https://www.ncbi.nlm.nih.gov/pubmed/23295173
76) Wu S, Fisher-Hoch SP, Reininger BM, McCormick JB. Association between fruit and vegetable intake and symptoms of mental health conditions in Mexican Americans. Health Psychol. 2018; 37(11): 1059-66. https://www.ncbi.nlm.nih.gov/pubmed/30299120
77) Akbaraly TN, Brunner EJ, Ferrie JE, Marmot MG, Kivimaki M, Singh-Manoux A. Dietary pattern and depressive symptoms in middle age. Br J Psychiatry. 2009; 195(5): 408-13. https://www.ncbi.nlm.nih.gov/pubmed/19880930
78) Sanchez-Villegas A, Toledo E, de Irala J, Ruiz-Canela M, Pla-Vidal J, Martinez-Gonzalez MA. Fast-food and commercial baked goods consumption and the risk of depression. Public Health Nutr. 2012; 15(3): 424-32. https://www.ncbi.nlm.nih.gov/pubmed/21835082
79) Chekroud SR, Gueorguieva R, Zheutlin AB, Paulus M, Krumholz HM, Krystal JH, et al. Association between physical exercise and mental health in 1. 2 million individuals in the USA between 2011 and 2015: a cross-sectional study. Lancet Psychiatry. 2018; 5(9): 739-46. https://www.ncbi.nlm.nih.gov/

US Children and Adolescents, 1997–2016. JAMA Netw Open. 2018; 1(4): e181471. https://www.ncbi.nlm.nih.gov/pubmed/30646132
67) Thapar A, Cooper M, Jefferies R, Stergiakouli E. What causes attention deficit hyperactivity disorder? Arch Dis Child. 2012; 97(3): 260–5. https://www.ncbi.nlm.nih.gov/pubmed/21903599
68) Wajszilber D, Santiseban JA, Gruber R. Sleep disorders in patients with ADHD: impact and management challenges. Nat Sci Sleep. 2018; 10: 453–80. https://www.ncbi.nlm.nih.gov/pubmed/30588139

第５章 メンタルヘルスの予防と維持

69) 厚生労働省．健康づくりのための睡眠指針．2014. https://www.mhlw.go.jp/stf/houdou/0000042749.html
70) Trauer JM, Qian MY, Doyle JS, Rajaratnam SM, Cunnington D. Cognitive Behavioral Therapy for Chronic Insomnia: A Systematic Review and Meta-analysis. Ann Intern Med. 2015; 163(3): 191–204. https://www.ncbi.nlm.nih.gov/pubmed/26054060
71) Morin CM, Bootzin RR, Buysse DJ, Edinger JD, Espie CA, Lichstein KL. Psychological and behavioral treatment of insomnia: update of the recent evidence(1998–2004). Sleep. 2006; 29(11): 1398–414. https://www.ncbi.nlm.nih.gov/pubmed/17162986
72) Li F, Liu X, Zhang D. Fish consumption and risk of depression: a meta-analysis. J Epidemiol Community Health. 2016; 70(3): 299–304. https://www.ncbi.nlm.nih.gov/pubmed/26359502
73) Psaltopoulou T, Sergentanis TN, Panagiotakos DB, Sergentanis IN, Kosti R, Scarmeas N. Mediterranean diet, stroke, cognitive impairment, and depression: A meta-analysis. Ann Neurol. 2013; 74(4): 580–91. https://www.ncbi.nlm.nih.gov/

Efficacy, tolerability and safety of cannabis-based medicines for cancer pain : A systematic review with meta-analysis of randomised controlled trials. Schmerz. 2019; 33(5): 424−36. https://www.ncbi.nlm.nih.gov/pubmed/31073761

59) 嶋根卓也．薬物乱用・依存状況等のモニタリング調査と薬物依存症者・家族に対する回復支援に関する研究．医薬品・医療機器等レギュラトリーサイエンス政策研究事業 総括・分担研究報告書 . 2018.

60) 松本俊彦．薬物依存症．ちくま新書．2018.

61) Boo J, Matsubayashi T, Ueda M. Diurnal variation in suicide timing by age and gender: Evidence from Japan across 41 years. J Affect Disord. 2019; 243: 366−74. https://www.ncbi.nlm.nih.gov/pubmed/30266028

62) 警視庁．自殺者数，生活安全の確保に関する統計等．2019. https://www.npa.go.jp/publications/statistics/safetylife/jisatsu.html

63) Hansen SN, Schendel DE, Parner ET. Explaining the increase in the prevalence of autism spectrum disorders: the proportion attributable to changes in reporting practices. JAMA Pediatr. 2015; 169(1): 56−62. https://www.ncbi.nlm.nih.gov/pubmed/25365033

64) D'Onofrio BM, Rickert ME, Frans E, Kuja-Halkola R, Almqvist C, Sjolander A, et al. Paternal age at childbearing and offspring psychiatric and academic morbidity. JAMA Psychiatry. 2014; 71(4): 432−8. https://www.ncbi.nlm.nih.gov/pubmed/24577047

65) Thomas R, Sanders S, Doust J, Beller E, Glasziou P. Prevalence of attention-deficit/hyperactivity disorder: a systematic review and meta-analysis. Pediatrics. 2015; 135(4): e994−1001. https://www.ncbi.nlm.nih.gov/pubmed/25733754

66) Xu G, Strathearn L, Liu B, Yang B, Bao W. Twenty-Year Trends in Diagnosed Attention-Deficit/Hyperactivity Disorder Among

(8): 700−7. https://www.ncbi.nlm.nih.gov/pubmed/21950250
49) Harris EC, Barraclough B. Excess mortality of mental disorder. Br J Psychiatry. 1998; 173: 11−53. https://www.ncbi.nlm.nih.gov/pubmed/9850203
50) 切池信夫．摂食障害の認知行動療法．医学書院．2010.
51) 日本精神神経学会．DSM-5 精神疾患の診断・統計マニュアル（日本語版）パーソナリティ障害群．医学書院．2014.
52) Meaney R, Hasking P, Reupert A. Prevalence of Borderline Personality Disorder in University Samples: Systematic Review, Meta-Analysis and Meta-Regression. PLoS One. 2016; 11(5): e0155439. https://www.ncbi.nlm.nih.gov/pubmed/27171206
53) Black DW, Blum N, Pfohl B, Hale N. Suicidal behavior in borderline personality disorder: prevalence, risk factors, prediction, and prevention. J Pers Disord. 2004; 18(3): 226−39. https://www.ncbi.nlm.nih.gov/pubmed/15237043
54) Psychiatrists TBPsatRCo. National Institute for Clinical Excellence. Borderline personality disorder, treatment and management.. 2009. https://www.nice.org.uk/guidance/cg78/chapter/1-Guidance
55) Linehan MM, Armstrong HE, Suarez A, Allmon D, Heard HL. Cognitive-behavioral treatment of chronically parasuicidal borderline patients. Archives of general psychiatry. 1991; 48(12): 1060−4. https://www.ncbi.nlm.nih.gov/pubmed/1845222
56) Zanarini MC, Frankenburg FR, Reich DB, Fitzmaurice G. Time to attainment of recovery from borderline personality disorder and stability of recovery: A 10-year prospective follow-up study. Am J Psychiatry. 2010; 167(6): 663−7. https://www.ncbi.nlm.nih.gov/pubmed/20395399
57) 黒田章史．治療者と家族のための境界性パーソナリティ障害治療ガイド．岩崎学術出版．2014.
58) Hauser W, Welsch P, Klose P, Radbruch L, Fitzcharles MA.

40) Eaton WW, Kessler RC, Wittchen HU, Magee WJ. Panic and panic disorder in the United States. Am J Psychiatry. 1994; 151 (3): 413-20. https://www.ncbi.nlm.nih.gov/pubmed/8109651
41) Crowe RR, Noyes R, Pauls DL, Slymen D. A family study of panic disorder. Archives of general psychiatry. 1983; 40(10): 1065-9. https://www.ncbi.nlm.nih.gov/pubmed/6625855
42) Katschnig H, Amering M, Stolk JM, Ballenger JC. Predictors of quality of life in a long-term followup study in panic disorder patients after a clinical drug trial. Psychopharmacol Bull. 1996; 32(1): 149-55. https://www.ncbi.nlm.nih.gov/pubmed/8927665
43) 日本精神神経学会．DSM-5 精神疾患の診断・統計マニュアル (日本語版)強迫症および関連症候群．医学書院．2014.
44) Ruscio AM, Stein DJ, Chiu WT, Kessler RC. The epidemiology of obsessive-compulsive disorder in the National Comorbidity Survey Replication. Mol Psychiatry. 2010; 15(1): 53-63. https://www.ncbi.nlm.nih.gov/pubmed/18725912
45) 松永寿人，切池信夫，大矢健造．強迫性障害(OCD)に関する 9 施設共同研究―半年間の総初診患者における OCD 患者の割合，およびその臨床像に関する検討．精神医学．2004；46(6)：629-38.
46) Becker AE, Burwell RA, Gilman SE, Herzog DB, Hamburg P. Eating behaviours and attitudes following prolonged exposure to television among ethnic Fijian adolescent girls. Br J Psychiatry. 2002; 180: 509-14. https://www.ncbi.nlm.nih.gov/pubmed/12042229
47) Health NIo. Mental health information, Statistics, Eating disorders. 2017. https://www.nimh.nih.gov/health/statistics/eating-disorders.shtml
48) Eisenberg D, Nicklett EJ, Roeder K, Kirz NE. Eating disorder symptoms among college students: prevalence, persistence, correlates, and treatment-seeking. J Am Coll Health. 2011; 59

33) Merikangas KR, Akiskal HS, Angst J, Greenberg PE, Hirschfeld RM, Petukhova M, et al. Lifetime and 12-month prevalence of bipolar spectrum disorder in the National Comorbidity Survey replication. Archives of general psychiatry. 2007; 64(5): 543–52. https://www.ncbi.nlm.nih.gov/pubmed/17485606
34) Judd LL, Akiskal HS, Schettler PJ, Coryell W, Endicott J, Maser JD, et al. A prospective investigation of the natural history of the long-term weekly symptomatic status of bipolar II disorder. Archives of general psychiatry. 2003; 60(3): 261–9. https://www.ncbi.nlm.nih.gov/pubmed/12622659
35) Baldessarini RJ, Tondo L, Hennen J. Lithium treatment and suicide risk in major affective disorders: update and new findings. J Clin Psychiatry. 2003; 64 Suppl 5: 44–52. https://www.ncbi.nlm.nih.gov/pubmed/12720484
36) Nordentoft M, Mortensen PB, Pedersen CB. Absolute risk of suicide after first hospital contact in mental disorder. Archives of general psychiatry. 2011; 68(10): 1058–64. https://www.ncbi.nlm.nih.gov/pubmed/21969462
37) Aleman A, Kahn RS, Selten JP. Sex differences in the risk of schizophrenia: evidence from meta-analysis. Archives of general psychiatry. 2003; 60(6): 565–71. https://www.ncbi.nlm.nih.gov/pubmed/12796219
38) Fuse-Nagase Y, Miura J, Namura I, Sato T, Yasumi K, Marutani T, et al. Decline in the severity or the incidence of schizophrenia in Japan: A survey of university students. Asian J Psychiatr. 2016; 24: 120–3. https://www.ncbi.nlm.nih.gov/pubmed/27931893
39) Zipursky RB, Menezes NM, Streiner DL. Risk of symptom recurrence with medication discontinuation in first-episode psychosis: a systematic review. Schizophr Res. 2014; 152(2–3): 408–14. https://www.ncbi.nlm.nih.gov/pubmed/23972821

625－35. https://www.ncbi.nlm.nih.gov/pubmed/16060809
23）キンイクン，大野久．母子間の漸成発達主題獲得の関連性が青年のアイデンティティ発達に及ぼす影響．発達心理学研究．2013；24(3)：337－47.
24）岡田尊司．父親という病．ポプラ新書．2015.

第３章 大学生がかかる精神疾患

25）Haglund ME, Nestadt PS, Cooper NS, Southwick SM, Charney DS. Psychobiological mechanisms of resilience: relevance to prevention and treatment of stress-related psychopathology. Dev Psychopathol. 2007; 19(3): 889－920. https://www.ncbi.nlm.nih.gov/pubmed/17705907
26）梶谷康介．九州大学におけるメンタルヘルス支援の現状．九州地区大学保健管理研究協議会．2017.
27）国立大学保健管理施設協議会．大学における休学・退学・留年学生に関する調査 第37報（平成26年度調査結果）．2017.
28）日本精神神経学会．DSM-5 精神疾患の診断・統計マニュアル（日本語版），抑うつ障害群．医学書院．2014.
29）Arsenault-Lapierre G, Kim C, Turecki G. Psychiatric diagnoses in 3275 suicides: a meta-analysis. BMC Psychiatry. 2004; 4: 37. https://www.ncbi.nlm.nih.gov/pubmed/15527502
30）Osby U, Brandt L, Correia N, Ekbom A, Sparen P. Excess mortality in bipolar and unipolar disorder in Sweden. Archives of general psychiatry. 2001; 58(9): 844－50. https://www.ncbi.nlm.nih.gov/pubmed/11545667
31）厚生労働省．うつ病の認知療法・認知行動療法マニュアル，患者さんのための資料．2009. https://www.mhlw.go.jp/bunya/shougaihoken/kokoro/dl/04.pdf
32）日本精神神経学会．DSM-5 精神疾患の診断・統計マニュアル（日本語版），双極性障害および関連障害群．日本精神神経学会．2014.

第２章 なぜ大学生の心が病むのか？

12) 川上憲人．精神疾患の有病率等に関する大規模疫学調査研究：世界精神保健日本調査セカンド．2016．http://wmhj2.jp/WMHJ2-2016R.pdf
13) 厚生労働省．平成 30 年人口動態統計月報年計（概数）の概況．2019．https://www.mhlw.go.jp/toukei/saikin/hw/jinkou/geppo/nengai18/index.html
14) 溝上慎一．大学生の学び・入門—大学での勉強は役に立つ！ 有斐閣．2006．
15) 日本学生支援機構．平成 26 年度学生生活調査．2016．https://www.jasso.go.jp/about/statistics/gakusei_chosa/2014.html
16) 全国大学生活協同組合連合．Campus life data 2013．2014．
17) 文部科学省．平成 29 年度児童生徒の問題行動・不登校等生徒指導上の諸課題に関する調査結果について．2018．http://www.mext.go.jp/b_menu/houdou/30/10/1410392.htm
18) 全国大学生協共済生活共同組合連合会．ANNUAL REPORT 2018. 2018. https://kyosai.univcoop.or.jp/group/annual.html
19) Giedd JN, Blumenthal J, Jeffries NO, Castellanos FX, Liu H, Zijdenbos A, et al. Brain development during childhood and adolescence: a longitudinal MRI study. Nat Neurosci. 1999; 2(10): 861－3. https://www.ncbi.nlm.nih.gov/pubmed/10491603
20) Luna B, Garver KE, Urban TA, Lazar NA, Sweeney JA. Maturation of cognitive processes from late childhood to adulthood. Child Dev. 2004; 75(5): 1357－72. https://www.ncbi.nlm.nih.gov/pubmed/15369519
21) Mata R, Josef AK, Hertwig R. Propensity for Risk Taking Across the Life Span and Around the Globe. Psychol Sci. 2016; 27(2): 231－43. https://www.ncbi.nlm.nih.gov/pubmed/26744068
22) Gardner M, Steinberg L. Peer influence on risk taking, risk preference, and risky decision making in adolescence and adulthood: an experimental study. Dev Psychol. 2005; 41(4):

参考文献

第 1 章 数字で見るイマドキの大学生

1） 総務省統計局．平成 28 年社会生活基本調査．2017．https://www.stat.go.jp/data/shakai/2016/kekka.html
2） 農林水産省関東農政局．大学生等の食環境と食行動、食への関心に関する調査．2014.
3） 日本学生支援機構．平成 28 年度学生生活調査結果．2018. https://www.jasso.go.jp/about/statistics/gakusei_chosa/2016.html
4） ベネッセ教育綜合研究所．第 3 回大学生の学習・生活実態調査速報板．2016.
5） NHK 文化放送研究所．日本人の生活時間・2015 ―睡眠減少が止まり、必需時間が増加―．2016. https://www.nhk.or.jp/bunken/research/yoron/20160501_8.html
6） 東京大学大学経営政策研究センター．全国大学調査．2007.
7） 文部科学省国立教育政策研研究所．大学生の学習実態に関する調査研究について．2016.
8） 内閣府．平成 30 年度我が国と諸外国の若者の意識に関する調査．2019．https://www8.cao.go.jp/youth/kenkyu/ishiki/h30/pdf-index.html
9） 内閣府．子ども・若者の現状と意識に関する調査（平成 29 年度）．2018．https://www8.cao.go.jp/youth/kenkyu/ishiki/h29/pdf-index.html
10） 厚生労働省．平成 25 年度版厚生労働白書―若者の意識を探る―．2014．https://www.mhlw.go.jp/wp/hakusyo/kousei/13/
11） 内閣府．社会意識に関する世論調査．2015．https://survey.gov-online.go.jp/h26/h26-shakai/index.html

「ＫＵＰ医学ライブラリ」創刊の辞

九州大学出版会は一九七五年に広島から沖縄に至る国公私立大学共同の学術出版会として発足し、地域の研究者や読者の皆様に支えていただきながら活動を続けてまいりました。二〇一五年に創立四〇年の節目を迎えることができましたのも、ひとえに関係各位のご支援の賜と感謝申し上げます。そうした長年に亘るご支援にお応えすべく、このほど「ＫＵＰ医学ライブラリ」を創刊することといたしました。

今日、医療技術の進歩は目覚ましく、さまざまな疾病の早期発見が可能となり、治療においてもより速やかで身体への負担の少ない方法が確立されつつあります。また、超高齢社会の到来を受けて、健康寿命という概念が提唱されています。各年齢段階において、身体面・精神面などにおいていかにふさわしく年齢を重ねていくかということが問われていると言えます。

健康であるとは、単に病気にかかっていない状態を言うものではありません。年齢段階に応じてつねに心身に気を配り、自覚症状が現れる前に対策を練ることが病気を遠ざけ、健康に生きることにつながります。

本ライブラリは、おもに医学部や大学病院における最先端の基礎・臨床研究や診断・治療例をもとに、医学と健康に関する正確な知識と最新の情報を分かりやすく解説するものです。健やかで明るい人生を過ごすための一助として本ライブラリを手に取っていただけますなら幸いです。

二〇一七年四月

九州大学出版会理事長　五十川直行

著者紹介

梶谷康介（かじたに・こうすけ）

1973年生まれ。島根県立松江南高等学校卒業。1999年九州大学医学部卒業後、九州大学精神科神経科に入局。2006年九州大学生体防御医学研究所にて博士（医学）を取得。カナダ国ダルハウジー大学精神薬理部門研究員等を経て、2014年より九州大学キャンパスライフ・健康支援センター准教授。精神保健指定医、日本精神神経学会専門医、同指導医、日本医師会認定産業医。九州大学において大学生および教職員のメンタルヘルスケアに従事している。

KUP医学ライブラリ 2

大学生活、大丈夫？

——家族が読む、大学生のメンタルヘルス講座——

2020年9月10日　初版発行

著者　梶谷康介

発行者　笹栗俊之

発行所　一般財団法人　九州大学出版会

〒814-0001 福岡市早良区百道浜3-8-34

九州大学産学官連携イノベーションプラザ305

電話　092-833-9150

URL　https://kup.or.jp/

印刷・製本　シナノ書籍印刷（株）

ISBN978-4-7985-0290-8